AUTOPLASTIE

OU

CHIRURGIE RÉPARATRICE

DES DIFFORMITÉS

NOTAMMENT CELLES DE LA FACE

(RHINOPLASTIE, BEC-DE-LIÈVRE, CHEILOPLASTIE,
BLÉPHAROPLASTIE)

Six figures

PAR

LE DOCTEUR CH. BALLU

Membre de la Société géologique de France,
De l'Académie royale de médecine de Ferrare,
De la Société des sciences naturelles et médicales de Malines,
Ex-médecin major d'un bataillon de marche,
Ex-médecin en chef d'une ambulance de la Société de secours
aux blessés (guerre 1870-71).

PARIS

A. PARENT, IMPRIMEUR DE LA FACULTÉ DE MÉDECINE

A. DAVY, successeur

52, RUE MADAME ET RUE MONSIEUR-LE-PRINCE, 14

1884

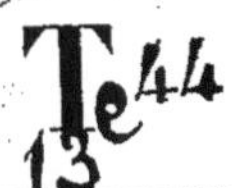

AUTOPLASTIE

OU

CHIRURGIE RÉPARATRICE

DES DIFFORMITÉS

NOTAMMENT CELLES DE LA FACE

(RHINOPLASTIE, BEC-DE-LIÈVRE, CHEILOPLASTIE, BLÉPHAROPLASTIE)

Six figures

PAR

LE DOCTEUR CH. BALLU

Membre de la Société géologique de France,
De l'Académie royale de médecine de Ferrare,
De la Société des sciences naturelles et médicales de Malines,
Ex-médecin major d'un bataillon de marche,
Ex-médecin en chef d'une ambulance de la Société de secours
aux blessés (guerre 1870-71).

PARIS

A. PARENT, IMPRIMEUR DE LA FACULTÉ DE MÉDECINE

A. DAVY, successeur

52, RUE MADAME ET RUE MONSIEUR-LE-PRINCE, 14

1884

PRÉFACE

L'accueil qui a été fait à ma brochure sur : *Les Tumeurs blanches et leur traitement,* ainsi qu'à celle sur : **La Rhinoplastie,** avec le succès de cette opération, m'a engagé de refaire une deuxième édition en y joignant une Notice sur le bec-de-lièvre, la Cheiloplastie et la Blépharoplastie, trois opérations qui m'ont donné un si heureux résultat, au point de vue surtout du pansement antiseptique, d'après la méthode de Lister, qui procure une cicatrisation rapide.

Ce n'est pas aux maîtres de l'art que je destine cette brochure, ce serait leur rendre en grande partie ce qu'ils m'ont donné ! Je l'offre à cette classe honorable de praticiens qui, loin du mouvement progressif de la science, sont désireux cependant de tourner ses progrès au soulagement de l'humanité !

Tout entiers à leurs pénibles fonctions, ils n'ont pas le loisir de démêler au milieu de ce luxe de découvertes que chaque année voit éclore, celles qui offrent le plus de garanties : c'est pourquoi j'ai essayé de répondre à leurs besoins par des opinions arrêtées et quelques détails dans lesquels je me suis efforcé d'être précis.

Je l'offre aussi aux gens du monde qui suivent avec tant d'intérêt les conférences où se traitent chaque jour des questions qui embrassent tant la littérature que les sciences physiques, naturelles et médicales.

J'estime que ce résumé sera d'autant plus apprécié, que les principes qu'ils y trouveront sont ceux que j'ai puisés dans les savantes et intéressantes cliniques des plus éminents chirurgiens de notre époque, ces hommes à la fois la gloire et les lumières de la chirurgie moderne.

DE L'AUTOPLASTIE

Le mot autoplastie, dérivé de deux mots grecs, αυτος, lui ou soi-même, et πλαττειν ou πλασσεῖν, faire créer, signifie formation aux dépens de soi-même.

Il sert à désigner un genre d'opération dont le caractère spécial est l'emprunt, avec déplacement, que fait le chirurgien, aux parties plus ou moins éloignées de celles qu'il veut faire ou réparer. Il peut donc exprimer un mode de prothèse chirurgicale qui consiste à remplacer une partie détruite, en prenant sur le malade lui-même, les matériaux nécessaires pour cette réparation.

L'autoplastie, qui est restée très longtemps dans des limites très restreintes, s'occupait seulement des réparations de perte de substance du nez, a pris rang aujourd'hui dans la science et la pratique : ses progrès immenses en font un des moyens dont l'humanité bénéficie des plus grands avantages.

L'origine de l'art des restaurations dont il s'agit se perd dans les temps les plus reculés de la science.

Tous les auteurs anciens que l'on consulte prétendent que les Indiens avaient porté cet art à un très haut degré de perfection.

Les prêtres indous, les premiers, ont pratiqué cette opération peut-être exclusivement pour remédier aux mutilations du nez, infligées aux criminels pour les lois du pays.

Des prêtres indous, elle passa entre les mains des artisans de la classe des Koormas ou potiers.

L'opération consistait à tailler sur le front un lambeau de grandeur convenable qu'on laissait adhérer par un pédicule étroit, correspondant à la racine du nez, puis à rabattre, par la torsion du pédicule le lambeau, de manière à appliquer sa surface saignante sur les restes avivés de l'organe à réparer. Il paraît même qu'ils employaient quelquefois un lambeau détaché complètement de la région fessière, et emprunté soit à l'individu mutilé, soit à un autre individu, comme on le voit dans l'histoire du canonnier, rapportée par Ducrochet. (Thèse de concours ; Blandin, 1836.)

Cette opération fut mise en pratique en Orient pendant une longue série de siècles ; elle resta confinée dans le pays qui l'avait vue naître.

Celse est le premier écrivain qui propose de réparer la perte de certaines parties du corps, en taillant des lambeaux carrés sur les téguments voisins et de pratiquer des incisions courbes à la base de ces lambeaux pour favoriser leur migration.

Ce n'est qu'en 1794 qu'une ère nouvelle se présente. Thomas Pennant transmet à Londres, d'après la publication d'un journal de Madras, l'observation d'un indien, à qui un artiste de Poonah avait refait le nez. Après lui, Thomas Findlay et Jacques Cruso, témoins à Bombay, de l'opération exécutée par un chirurgien maratte, transmettent tous les détails circonstanciés. « Le chirurgien maratte, disent-ils, figurait avec une plaque mince de cire, un nez qu'il appliquait sur le moignon ; ensuite, il aplatissait ce modèle, le collait renversé sur le front, et taillait, en suivant ses contours, un lambeau de peau, qui ne tenait qu'à un étroit pédicule entre les deux yeux ; alors, il détruisait la cicatrice du moignon, pratiquait, au haut de la lèvre supérieure, deux incisions pour les ailes du nez, retournait le lambeau frontal, l'ajustait avec soin, et fixait tant les parties latérales que les ailes et la cloison avec des ligatures. Ces nez artificiels sont très solides et diffèrent peu des nez naturels, et la cicatrice du front s'aperçoit à peine, au bout de quelque temps. »

En Angleterre, Earle et Cooper rivalisent de zèle dans leurs essais nouveaux, donnent quelque popularité à certaines opérations de ce genre et en font entrevoir le brillant avenir. Bientôt la sphère d'application de l'autoplastie s'agrandit dans tous les sens.

Le professeur Roux conçoit l'autoplastie du voile

du palais et de la voûte palatine ; M. Velpeau, la bronchoplastie des voies aériennes pour oblitérer une fistule laryngée, et, avec Delpech, l'oschéoplastie des bourses. Jamerson de Baltimore, et le professeur Gerdy, essaient, les premiers, l'autoplastie herniaire. Earle et Cooper l'huréthroplastie. M. Jobert de Lamballe applique l'entéroplastie intestinale et, le premier, la cystoplastie vésicale, pour les fistules vésico-vaginales.

C'est surtout à la chirurgie française que l'autoplastie par déplacement doit les plus importantes recherches. Les travaux de Lallemand de Montpellier ; de M. Roux (de Saint-Maximin) ; de Lisfranc (*Mémoires de l'Académie royale de médecine de Paris*, 1843, II) ; la thèse de concours de Blandin, 1836 ; celle de Rigaud, de Strasbourg, 1841 ; les articles des professeurs A. Bérard, Velpeau et Denonvilliers, le Traité pratique de Jobert de Lamballe, forment une collection précieuse, où l'excellence et la précision des préceptes se joignent au recueil d'observations originales.

L'autoplastie a trois méthodes : celle de Celse (française), qui consiste à réparer la perte de substance aux dépens des téguments disséqués et tirés par différents procédés.

L'indienne, qui consiste à tailler dans le voisinage un lambeau pédiculé. L'italienne, qui consiste à prendre le lambeau dans une région distante, par exemple, au bras, pour le mettre à la face.

Bien que j'aie pratiqué avec succès la rhinoplastie par la méthode indienne, je donne la préférence à la méthode française ou par déplacement ; cette méthode est moins longue que les précédentes. Elle admet un grand nombre de procédés ; je dirai seulement quelques mots de la méthode par glissement.

Cette méthode, qui a donné à Jobert de Lamballe et à Verneuil de si beaux résultats, est caractérisée par l'absence de lambeaux, de décollements, et par une sorte de locomotion de l'organe détaché dans une des parties de ses insertions, ou dans l'épaisseur de son trajet.

L'opération consiste à aviver avec soin les bords de la solution de continuité, puis, par une incision profonde demi-circulaire ou complètement droite, à détacher une partie plus ou moins considérable de l'organe.

On voit alors celui-ci cheminer, s'avancer, prêter ainsi pendant le temps nécessaire, à l'adhésion des lèvres de l'ouverture accidentelle.

Les incisions se cicatrisent ensuite d'elles-mêmes par le développement de bourgeons charnus, sans qu'il soit besoin de pratiquer des points de suture.

Cette méthode permet de réparer les plus grandes pertes de substance, souvent sans difficulté : elle est applicable aux lèvres, aux oreilles, aux paupières, au vagin, au rectum, partout, en un mot, où l'on peut détacher un point fixe, en rendant le reste immobile.

Ce qu'il y a de plus spécial dans l'histoire de l'autoplastie ne peut être exposé que quand il s'agira de la réparation des organes en particulier ; ce sera donc quand je parlerai des opérations appelées rhinoplastie, bec-de-lièvre, cheiloplastie, blépharoplastie.

Le principe sur lequel repose l'autoplastie, c'est la possibilité de réunir les parties transportées d'une région à une autre sur le même individu, en les maintenant en contact jusqu'à leur agglutination parfaite, et en leur conservant quelques unes de leurs relations vasculaires avec le reste du corps. Or, tantôt le lambeau est pris à une partie du corps éloignée de la perte de substance, tantôt il est pris dans son voisinage, et tantôt par glissement ; de là, trois méthodes d'autoplastie : 1º Méthode indienne ; 2º Méthode italienne ; 3º Méthode de Celse ou française ; ces trois méthodes sont décrites à l'article Rhinoplastie.

RHINOPLASTIE.

La Rhinoplastie est l'art de refaire un nez, partiellement ou en totalité, à l'aide d'une partie de peau empruntée dans le voisinage de l'organe qui manque ou dans une région plus éloignée.

HISTORIQUE. — La Rhinoplastie, cette partie de la chirurgie plastique qui doit être à bon droit considérée comme une des plus belles conquêtes de la chirurgie moderne, en raison des perfectionnements qui lui furent apportés, remonte aux temps les plus reculés de l'antiquité.

Comme je l'ai dit dans le chapitre précédent en décrivant l'autoplastie, on voit que les Indiens l'ont pratiquée les premiers, et que, de tout temps, on a cherché à masquer les difformités humaines, surtout celles de la face.

Les brahmes ont pratiqué cette opération à des malheureux dont le nez avait été détruit par la maladie ou par le fer. Ces prêtres ou philosophes indiens restèrent longtemps seuls possesseurs de leur méthode, dont ils faisaient un secret, et attirèrent à eux, de différents points de l'Asie, tous ceux qui étaient privés du nez.

L'idée de la Rhinoplastie, par un sentiment bien

naturel d'humanité, a dû être inspirée de bonne heure aux chirurgiens, témoins de l'horreur et du dégoût que leur inspiraient les personnes privées du nez. Sans parler de certaines maladies qui peuvent causer la perte du nez, je dirai, en traçant l'histoire de l'anaplastie de cet organe, qu'autrefois, en Italie et en Grèce, le supplice de l'ablation du nez était commun : que les Grecs et les Romains infligeaient ce châtiment aux adultères.

« On raconte que Eusébie, abbesse de Saint-Cyr,
« à Marseille, et les quarante religieuses de son
« couvent, se coupèrent le nez pour se soustraire
« aux impudiques désirs des Sarrasins, qui venaient
« de s'emparer de la ville.

« Suivant une chronique anglaise, un grand
« nombre de femmes et de jeunes filles de ce pays
« se défigurèrent de la même manière, pour empê-
« cher les Danois, devenus maîtres de leurs villes,
« d'attenter à leur honneur. »

C'est vers le quinzième siècle que la Rhinoplastie fut importée en Europe; l'Italie en eut les prémices; car, en 1442, Branca, chirurgien sicilien, pratiqua cette opération avec un plein succès; certains historiens rapportent qu'il a même été précédé dans cet art par Boiani.

Malgré les brillants travaux de ces deux chirurgiens, c'est particulièrement à Gaspard Tagliaccozzi qu'est rapporté l'honneur de l'invention de la rhinoplastie italienne, par les heureuses modifications qu'il apporta dans cette opération, et par les soins qu'il mit à en décrire les principes, dans un ouvrage qui porte le cachet d'un talent éminemment supérieur (1).

Les succès de Tagliaccozzi furent longtemps célébrés par ses compatriotes, qui lui élevèrent une statue en signe de reconnaissance.

Après la mort de ce chirurgien, l'art de la Rhinoplastie fut un peu délaissé, et à l'époque de Lafosse et Heyster on regarda même comme apocryphes les observations qui avaient trait à la restauration du nez.

Plus tard, en 1813, de nouveaux faits observés par Garengeot et d'autres chirurgiens, ramenèrent l'attention sur la Rhinoplastie, et pendant qu'en Angleterre, Carpue pratiquait avec un succès éclatant l'opération des brahmes, Graefe faisait à Berlin des essais de la méthode italienne, et ne laissa pas échapper l'occasion de se signaler par une opération qui excita l'admiration publique. Un soldat prussien, pendant la guerre de 1815, laissa le nez sur le champ de bataille, et Graefe le lui rétablit avec la peau du bras.

Le succès de Carpue et le triomphe de Graefe éveillèrent en France l'attention de Delpech, de Blandin et de Lisfranc qui pratiquèrent la Rhino-

(1) J.-G. Tagliaccozzi, *De Curtorum chirurgiá in incisionem* Venise, 1597, in-folio.

plastie avec de brillants succès et l'enrichirent d'importantes améliorations.

La Rhinoplastie se pratique d'après trois méthodes principales : 1° la méthode italienne ; 2° la méthode française ou de Celse ; 3° la méthode indienne. Des procédés particuliers se rattachent à chacune de ces méthodes.

Méthode italienne. — Dans cette méthode, le lambeau est emprunté au bras ou à l'avant-bras du malade. Le lambeau réparateur doit avoir une forme triangulaire, dessiné sur le modèle pris d'après nature, et découpé en carton ou en cuir ; il doit être taillé de manière que son sommet soit dirigé du côté de l'épaule, et sa base du côté de la main. On rafraîchit les bords cicatrisés de l'ouverture des narines, et on rapproche le lambeau que l'on réunit par des points de suture entrecoupée. Le bras est fixé à la tête au moyen d'une camisole, à laquelle s'adapte un capuchon, qui, par des courroies solides, fixe la tête à une gouttière qui doit recevoir le bras sur lequel on prendra le lambeau. Lorsque la réunion est opérée, on détache ce dernier dans son bord adhérent au bras ; on taille avec un bistouri la pointe, les ailes et la cloison, et on les fixe par des points de suture, en ayant soin de tenir le lambeau suffisamment élevé, par l'introduction dans les narines d'une certaine quantité de charpie, enduite d'un onguent rosat ou de canules en gomme élastique.

Cette méthode exige que le malade reste long-temps dans une position extrêmement gênante; de plus, elle est quelquefois suivie d'accidents assez graves pour que les chirurgiens modernes, à l'exception de Graefe, y aient à peu près renoncé.

M. Graefe, l'un des premiers parmi les modernes qui se sont occupés avec intérêt de Rhinoplastie, a proposé de maintenir le lambeau à l'aide de la suture : aussi a-t-il voulu donner au procédé le nom ambitieux de méthode allemande.

Après l'agglutination du lambeau, ce chirurgien veut encore que l'on imprime au nez sa forme naturelle, en exerçant sur lui une pression latérale, au moyen d'un petit instrument particulier. Cette dernière partie du procédé opératoire du célèbre chirurgien prussien est inutile et cause au malade une très grande gêne. Disons, avec M. Velpeau, qu'en supposant que cette méthode puisse être conservée pour quelques cas, il faudrait au moins avoir soin de ne détacher d'abord le lambeau du bras que par une pointe assez limitée, afin de lui conserver une base large, très vasculaire, qui pût y entretenir exactement la vie. Ajoutons, en outre, que la réunion des bords et de la pointe de ce lambeau aux lèvres avivées de la division du nez, n'offrirait quelques chances de succès que si elle était aidée par des points multipliés de suture.

Méthode française ou méthode de Celse. — M. Larrey est le premier qui ait employé avec succès cette méthode de Rhinoplastie. Dans cette méthode, l'opérateur se propose de réparer la déperdition de substance du nez, soit en décollant les parties voisines et les attirant au point de pouvoir les affronter par leurs bords, préalablement avivés, soit en les disséquant et les taillant de manière à pouvoir les déplacer avec plus de liberté. On peut encore appeler ce mode opératoire méthode par glissement, puisqu'elle a pour caractère particulier d'emprunter aux joues les lambeaux nécessaires pour refaire les ailes et le dos du nez; et que la sous-cloison est faite aux dépens de la lèvre supérieure. M. Dieffenbach a eu aussi un heureux résultat sur une jeune fille qui avait perdu les os propres du nez, le vomer, une partie de l'apophyse nasale, l'os malaire, et les lames de l'ethmoïde; les téguments du nez étaient enfoncés dans les fosses nasales et offraient, par l'enfoncement de cet organe, une figure d'un aspect repoussant.

Voici comment ce chirurgien procéda : la malade étant assise sur une table, le dos soutenu par des coussins, Dieffenbach fit sur les côtés du nez enfoncé, et dans toute sa longueur, deux incisions pénétrant jusqu'aux os; il en résulta une bande de peau isolée ne tenant plus aux téguments qu'en haut et en bas, et plus large dans ce dernier sens que dans l'autre. Une incision verticale, pratiquée sur la ligne moyenne, divisa en deux cette portion de peau. Les incisions latérales furent conti-

nuées inférieurement par deux incisions semi-
lunaires, qui dégagèrent les ailes du nez de leurs
adhérences extérieures. On disséqua alors les deux
lambeaux de bas en haut, et on les dégagea complètement des fosses nasales où ils s'étaient re-
pliés. On détacha également des os, dans l'étendue
de quelques millimètres, les bords limitrophes de
la joue; le tissu ferme et solide des lambeaux fit
bien augurer du succès. Toutes ces dissections
achevées, on commença par rapprocher les bords
de l'incision médiane, après avoir taillé en biseau
leur face interne pour les empêcher de se replier de
nouveau en dedans, et on les réunit par six points
de suture. Huit autres points de suture servirent à
maintenir en contact les lèvres des incisions latérales, dont la face interne fut de même taillée en
biseau, et alors le nez parut avoir repris sa forme
et sa saillie naturelles. Une bande de peau qui
restait de la cloison était trop courte et attirait
en dedans la pointe du nez; on l'allongea au
moyen de deux petites incisions dans la lèvre supérieure.

Alors le chirurgien plaça dans chaque narine
un tuyau de plume enveloppé de charpie huilée;
et enfin, comme dernier temps de l'opération, il
traversa d'un côté à l'autre les téguments disséqués de la joue, en passant par-dessous le nez
nouveau une aiguille longue et mince, garnie à
sa tête d'un morceau de cuir arrondi et dont il

B.   2

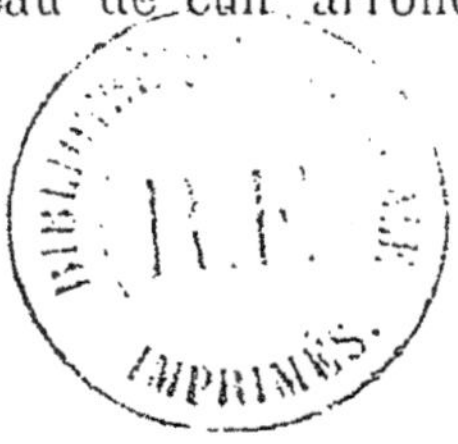

roula la pointe en forme de spirale avec une te-
nette. Cette aiguille tendait à rapprocher l'une de
l'autre les faces latérales du nez avec les bords
correspondants des joues et à augmenter la saillie
de l'organe.

Le nez ainsi reconstruit était pâle et froid ; on
le couvrit de compresses imbibées d'un mélange
de vin tiède et d'eau. Le soir, la rougeur et la
chaleur reparurent ; le troisième jour, on put
déjà enlever la plupart des points de suture ; le
sixième, on enleva la grande aiguille. Durant les
six jours suivants, on eut soin de cautériser la face
interne du nez et d'y faire de fréquentes injec-
tions d'eau blanche ; elle finit par se revêtir d'une
couche cutanée de nouvelle formation. La cloison
seule, trop étroite, s'était gangrenée dès le quatrième jour ; elle avait été retranchée avec des
ciseaux. Dieffenbach en fit une autre avec une ban-
delette de téguments empruntée à la lèvre supérieure.

Quant à la valeur de cette méthode, je m'abs-
tiens de donner mon opinion ; je vais laisser parler
M. Velpeau, qui s'exprime en ces termes à ce sujet :
« Ce procédé est loin d'offrir les avantages qu'on
serait porté à lui accorder de prime abord. Il est
rare qu'un nez ainsi restauré ne redevienne pas,
après la cicatrisation complète des parties, aussi
difforme qu'avant l'opération. Il y a quelques années, nous avons vu pratiquer une opération de ce

genre, et nous pouvons affirmer qu'elle aggrava la difformité. On ne devrait d'ailleurs la tenter que dans les cas de déperdition de substance très peu étendue. Le second procédé offrirait peut-être plus de chances de succès. Les tissus étant disséqués, comme nous venons de le dire, on les taille pour les déplacer avec plus de liberté, et on a ainsi une méthode qui met à même de réparer une foule de difformités.

« Quoi qu'il en soit, la méthode française ne doit ni être rejetée, ni adoptée d'une manière exclusive; applicable aux cas de simple déformation, de destruction peu étendue, elle ne pourrait plus suffire lorsqu'il y a absence presque complète de l'organe. »

La méthode française aurait une certaine analogie avec le procédé par lequel M. Roux, par suite de migrations successives, parvint à combler une perte de substance du nez avec un lambeau de la lèvre inférieure, qu'il greffa sur la lèvre supérieure d'abord, et consécutivement sur la partie de l'organe qu'il avait à réparer.

Méthode indienne. — Elle a pour caractère distinctif de prendre le lambeau au front du sujet auquel le nez manque. « On fait, dit M. Malgaigne, avec du papier ou de la cire, un modèle du lambeau nécessaire, que l'on applique sur le front, la pointe en bas et répondant à la racine du nez naturel, et l'on trace les contours avec de l'encre ou plutôt avec le nitrate d'argent, afin que le sang ne les efface point. (Lisfranc.) Ces préliminaires accomplis, on avive les bords de l'ouverture du nez, puis on taille et on dissèque avec le bistouri le lambeau du front, en le détachant partout, excepté près de la racine du nez. On le renverse sur la face, et, comme le côté saignant se trouverait ainsi extérieur, on fait exécuter au pédicule un mouvement de torsion qui ramène en dehors le côté épidermique. On l'applique alors exactement par ses bords sur les bords rafraîchis de l'ouverture, et on les réunit dans tous les points par la suture, excepté dans le lieu où doivent exister les narines. » (*Méd. opér.*, p. 423.) Le pédicule médian est rabattu et fixé à la lèvre supérieure. Comme il faut soutenir la voûte formée par le lambeau, on glisse sous lui des mèches de charpie enduites de cérat ou des portions de gomme élastique.

Quand l'agglutination est bien solide, on enlève les points de suture, on passe sous le pédicule du lambeau une sonde cannelée sur laquelle on divise ; il en résulte un petit lambeau qu'on réunit par un point de suture à la racine du nez ancien. Immédiatement après l'opération, on s'occupe de rapprocher, autant qu'on le peut, avec des bandelettes agglutinatives, les bords de la plaie du front, dont la cicatrice, quoique très apparente, sera peu difforme, si les fondements sont bien faits.

Procédé de Delpech. — Le professeur de Montpellier taillait le lambeau de manière à lui faire
présenter trois pointes à sa base : une moyenne
pour la sous-cloison, et deux latérales pour les
ailes du nez. Ces pointes étaient emportées dès que
le lambeau avait été détaché. Delpech agissait ainsi
pour que la plaie du front fût plus facilement réunie
par première intention.

Procédé de M. Lisfranc. — Afin d'éviter la torsion du pédicule du lambeau, ce chirurgien prolonge très loin son incision gauche et fait ensuite
exécuter à la peau un mouvement de rotation sur
elle-même pour la diriger en bas ; M. Lisfranc
soutient le nez nouveau avec un tampon de charpie,
établi à demeure avant la réunion du lambeau, et
qu'il extrait plus tard par l'orifice des narines ;
aussi, ne réunit-il pas de suite la sous-cloison.
Enfin, après la cicatrisation complète, il ne fait pas
la section du pédicule.

Procédé de M. Blandin. — Ce praticien distin-
gué suivait en tous points la méthode indienne,
jusqu'à parfaite agglutination ; seulement, au lieu
de couper le pédicule du lambeau, il enlevait la
peau de la racine du nez, qui se trouve au-dessus,
et appliquait ensuite le pédicule sur les os propres
du nez, quand ils existent toutefois.

Procédé de M. Velpeau. — Le savant professeur
de la Charité a proposé de couper ce pédicule très
haut, et, au lieu d'exciser la saillie des téguments,

de la tailler en forme de triangle, à points supérieurs, et de la fixer par quelques points de suture dans une fente pratiquée sur la racine du nez.

Procédé de l'auteur de cette brochure. — Jusqu'à l'agglutination parfaite du lambeau réparateur, c'est-à-dire la consolidation complète du nez nouveau, je suis exactement le procédé des brahmes, et, le jour même de l'opération, je réunis la sous-cloison ; mais, vers le vingtième jour, au lieu d'employer l'un des procédés usités, après avoir divisé transversalement le pédicule, j'excise la portion supérieure ou frontale au niveau des téguments nouveaux du front. Quant à la partie nasale, qui présente une saillie assez prononcée, je la saisis avec des pinces à disséquer, lui imprime une traction dans le sens vertical, et l'excise avec des ciseaux courbes sur le plat. En agissant ainsi, il ne reste seulement qu'une petite plaie ayant la forme d'un V ou d'un triangle, dont la base répond à la racine du nez, et je réunis ses bords par un point de suture et une serre-fine.

Mon procédé offre l'avantage d'éviter l'opération secondaire, qui est toujours trop douloureuse pour le malade dont le courage a été si vigoureusement éprouvé lors de cette grave opération.

OBSERVATION DE RHINOPLASTIE AVEC MODIFICATION DE L'OPÉRATION SECONDAIRE.

Madame Debray (Marie), âgée de cinquante-trois

ans, demeurant à Grassay, près Houdan, département de Seine-et-Oise, vint à Paris pour se faire traiter d'un cancer qu'elle portait au nez, depuis près d'un an. Dirigée vers l'hôpital Saint-Louis, où elle ne put entrer parce qu'il n'y avait plus de place, elle vint le lendemain au bureau central des hôpitaux, où on lui délivra un billet d'entrée pour l'Hôtel-Dieu. Cette malade ne pouvant vaincre cette répulsion que les gens de la campagne éprouvent pour l'hôpital, et redoutant l'opération dont on lui avait parlé, ne se décida point à y entrer, et revint chez ses enfants, qui habitent la rue Noblay, à Rueil. C'est en effectuant ce retour dans le chemin de fer de Saint-Germain, que, voyageant avec des personnes qui me connaissaient, on lui conseilla de me consulter et de se confier à mes soins ; en effet, le lendemain elle vint à ma consultation.

Mme Debray nous a présenté l'état suivant : elle portait au nez une affection cancéreuse qui occupait l'aile droite et l'aile gauche du nez, s'étendait à la cloison médiane, dont le cartilage et une partie des os du nez participaient à cette dégénérescence ; le bulbe du nez était frappé d'une induration mamelonnée d'un rouge violet, ainsi qu'une partie de la sous-cloison ; cet organe présentait une anfractuosité à bords ulcérés, livides et violacés, laissant échapper un liquide sanieux et fétide, dont l'ensemble offrait un aspect hideux et repoussant.

Après avoir examiné cette maladie, qui, chaque

jour, faisait de nouveaux progrès d'envahissement
des parties voisines et ne laissait plus de repos à la
malade, tant les douleurs étaient vives et lanci-
nantes, j'exposai avec ménagement à Mme Debray
que le seul moyen de la guérir était de l'opérer; je
lui fis envisager les conséquences de son mal, qui,
dans un délai très court, était susceptible de com-
promettre son existence. Mon opinion étant parfaitement conforme à celle des chirurgiens qu'elle
avait consultés, l'ébranla un peu; néanmoins,
comme je voyais encore en elle une incertitude, je
lui conseillai d'y réfléchir. Elle revint le lendemain, mais, cette fois, pleine de confiance et tout à
fait décidée à se laisser opérer, et le jour fut fixé au
surlendemain, 5 août 1867. Avant de rapporter
l'historique de cette opération, mon confrère, le
Dr Gaucher, ancien interne de l'hospice civil de
Versailles, me permettra de lui témoigner publi-
quement tous mes remerciements pour le concours
empressé qu'il m'a prêté dans cette circonstance
aussi grave que délicate, où il est bien juste qu'il
ait sa part dans l'honneur du succès.

Le 5 juillet, à trois heures du soir, nous arri-
vons chez la malade que nous faisons placer sur
une table garnie d'un matelas et de coussins pour
appuyer sa tête, et nous nous adjoignons trois
aides. Je fais avec du papier le modèle du lambeau
nécessaire pour cette restauration, je l'applique sur
le front (bien entendu, la pointe correspondant à la

racine du nez), etc. J'en trace les contours avec de l'encre. Ces préliminaires accomplis, nous procédons de la manière suivante : Je commence par une incision en forme de fer à cheval, circonscrivant tout ce qui doit faire partie de l'ablation de la partie molle et cartilagineuse du nez. Je dissèque profondément les parties malades des tissus sains, que je ménage autant que possible pour servir de point d'appui au nez nouveau. Puis, procédant d'après la méthode indienne, je dissèque le lambeau du front et je lui imprime un mouvement de torsion, afin qu'il présente son côté épidermique ; je l'ajuste sur la déperdition de substance du nez, j'en arrondis les angles et le maintiens par trois points de suture enchevillée à droite et à gauche. La sous-cloison nouvelle est fixée par deux serre-fines à un reste de sous-cloison naturelle que j'avais ménagée. Des bourdonnets de charpie, enduits de cérat, sont introduits dans les narines. Les bords de la plaie du front sont un peu rapprochés à l'aide de bandelettes de diachylon. Le pansement, pour ce premier jour, est constitué par une compresse de linge pliée en quatre, imbibée d'eau fraîche et souvent renouvelée.

Après l'opération, une syncope se manifeste ; je fais prendre à la malade deux cuillerées de vin sucré ; des sinapismes lui furent appliqués aux extrémités inférieures ; potion gommeuse avec sirop diacode ; tisane de tilleul et feuilles d'oranger ;

diète. Pendant toute la durée de l'opération, il n'est survenu que quelques symptômes spasmodiques, et, une artériole dans le tissu cartilagineux à la racine du nez n'ayant pu être liée, la compression avec le doigt a suffi pour l'arrêter.

Le 6, la malade a passé une nuit assez agitée ; néanmoins, elle a reposé sur le matin. A l'heure de ma visite, cinq heures du matin, elle est un peu faible ; la peau a une bonne moiteur et sa température est normale. Le nez est chaud, d'une couleur rosée ; le lambeau est passablement tuméfié. Continuation des compresses froides. A midi, j'enlève les deux bandelettes de diachylon, en raison d'un peu de rougeur que je remarque aux régions temporales où elles adhèrent. J'ordonne deux petits bouillons coupés. Le soir, à neuf heures, la malade a passé une assez bonne journée ; elle s'est plainte de la chaleur, qui, en effet, avait été excessive ce jour-là. La limonade succède à la tisane de la veille.

Le 7, l'état de la malade est satisfaisant ; la nuit a été bonne, le sommeil assez calme ; la malade n'accuse aucune douleur, si ce n'est un peu de cuisson de la plaie ; le pouls est à 72 pulsations par minute ; la peau et la langue sont dans un état normal. On commence à apercevoir sur les bords des plaies latérales du nez un liquide plastique. La malade demande de la nourriture : j'accorde deux bouillons. La rougeur à l'endroit des bandelettes a disparu.

Les 8 et 9, l'état général continue d'être parfait; le pouls est à 70, le sommeil bon; la malade se plaint de la mauvaise odeur que répand la charpie introduite dans les fosses nasales; les serres-fines ne tiennent plus qu'à un des bords de la plaie de la sous-cloison; elles sont enlevées et l'adhésion paraît parfaitement établie. Deux bouillons, un potage, tisane vineuse.

Le 10, la malade a moins bien dormi, elle a eu des frissons répétés; elle se plaint d'un mal de tête, d'un picotement dans les joues et au front : en effet, on aperçoit sur le front et les joues une rougeur érysipélateuse. Je prescris un lavement au gros miel avec addition de 30 grammes de sulfate de soude, application d'axonge souvent renouvelée sur l'érysipèle; un pansement avec le linge enduit de cérat sur la plaie du front.

Le 11, la nuit n'a pas été bonne; pouls à 100 pulsations; pansement simple, sans compression aucune; l'appareil est maintenu sans liens. Les fils des points de suture sont enlevés.

Le 12, la malade a mieux dormi; plus de mal de tête; elle demande à prendre quelque aliment; l'érysipèle disparaît. Deux bouillons, eau d'orge miellée.

Les 14 et 15, l'état de la malade est parfait, la suppuration est abondante et le pus de bonne nature; le lambeau réparateur est parfaitement cicatrisé; les bourgeons charnus de la plaie se développent d'une manière égale et régulière.

Depuis le 15 jusqu'au 20, la réunion du lambeau s'est effectuée d'une manière complète; !a malade se lève tous les jours et commence à prendre de la nourriture.

Le 25, sur le point de pratiquer l'opération secondaire, j'eus l'idée, pour épargner à la malade de nouvelles douleurs, d'inventer un procédé que je conseille aux praticiens de suivre, tant il est simple et d'un heureux résultat.

Le 26, quelques furoncles apparaissent dans plusieurs points du visage; la malade fait honneur à un excellent appétit.

Le 27, la sous-cloison est complètement cicatrisée, ainsi que les bords du lambeau qui constituent le bord libre des narines; la plaie du front marche à une cicatrisation prochaine; de chaque côté du nez nouveau se voient deux cicatrices linéaires; les narines sont larges et l'opérée se mouche en pinçant son nez et en le faisant résonner. Cet organe a une forme régulière, plus régulière même que certains nez naturels.

Depuis le 27, la malade est venue chaque jour de Rueil à Nanterre, pour terminer les pansements; le 15, la cicatrisation définitive est obtenue.

Règles générales indispensables à observer dans toute opération anaplastique. — M. Nélaton les a tracées avec une telle précision dans ses *Eléments de pathologie chirurgicale* (t. II, p. 661), qu'il serait superflu d'y rien ajouter ; aussi vais-je reproduire textuellement ce passage dans lequel il dit : L'autoplastie est soumise à certains principes généraux que nous allons exposer d'une manière succincte :

1° Les régions auxquelles on peut emprunter les lambeaux les mieux organisés, pour le succès de l'autoplastie, sont celles où les téguments jouissent d'une certaine mobilité et d'une vascularité assez grande. La région crânienne et la plupart des régions de la face sont celles qui remplissent le mieux ces conditions. De là résulte en partie la supériorité de la rhinoplastie frontale sur celle des autres parties.

2° C'est presque toujours la peau, doublée d'une partie du tissu cellulaire sous-jacent, qui entre dans la confection du lambeau : quelquefois des aponévroses, plus rarement des fibres musculaires. Toutes choses égales d'ailleurs, l'existence de troncs vasculaires dans le pédicule du lambeau, est une condition favorable au succès de l'opération.

Ce précepte est contraire à l'opinion de M. Dieffenbach. Ce chirurgien conseille, en effet, de diviser tous les troncs vasculaires qui se rendent à ce lambeau, pour éviter la congestion sanguine, à laquelle il faut, d'après lui, attribuer la gangrène qui survient quelquefois après l'opération ; mais cette opinion a contre elle les autorités les plus recommandables et les faits les mieux observés.

3° Quand le choix est possible, il faut prendre le

lambeau de préférence dans un point où la cicatrice qui succédera à l'ablation sera le moins apparente.

4° Il faut donner en général au lambeau la forme de la partie qu'il doit recouvrir, en tenant compte des changements que le retrait naturel des parties et que le travail de cicatrisation apporteront dans le produit autoplastique.

5° Les dimensions sont subordonnées à l'étendue de la perte de substance qu'il s'agit de réparer, et à la rétractibilité particulière des éléments organiques qui entrent dans sa composition. Mais toujours il faut qu'il soit taillé plus grand que la partie à recouvrir; on fixe en général à un tiers l'excédant de ses dimensions. Quant à l'épaisseur du lambeau, nous avons déjà dit qu'il ne doit pas être réduit aux seuls téguments : ceux-ci doivent toujours être doublés d'une couche cellulaire plus ou moins épaisse, ou même de parties aponévrotiques. Les vaisseaux qui se rendent à la peau, presque perpendiculairement à sa surface, seraient coupés dans une dissection faite immédiatement sous cette dernière, et la modification presque infaillible.

6° Tantôt étroit, tantôt large, le pédicule doit être dirigé du côté d'où arrivent les vaisseaux.

7° Quand on pratique l'autoplastie pour une lésion déjà ancienne, dont les bords sont dès longtemps cicatrisés, on doit les aviver avec l'instrument tranchant, de manière à emporter non-seulement tout le limbe de l'ouverture, mais encore les parties voisines qui participent à l'altération.

8° Le lambeau doit être réuni par première intention et maintenu en contact parfait au moyen de la suture, soit entrecoupée, soit entortillée, comme le veulent Graefe et Dieffenbach. Le nombre des points de suture est proportionné à l'étendue du lambeau. Il est des cas, dans la blépharoplastie, par exemple, où la compression suffit seule à maintenir celui-ci en place.

Phénomènes consécutifs à l'opération. — Parmi ces phénomènes, les uns sont relatifs au lambeau lui-même, les autres à la partie à laquelle il a été emprunté.

1° Pendant l'opération et immédiatement après sa séparation, le lambeau pâlit et devient flasque, froid, insensible même aux piqûres d'aiguille. Ce n'est qu'au bout de quelques heures, rarement avant une heure, qu'il se réchauffe, se tuméfie, devient rose et quelquefois même violacé ; le malade y sent des battements dans certains cas ; la sensibilité y est encore anéantie, si ce n'est près du pédicule, où l'on peut encore la réveiller. Vers le troisième ou quatrième jour, l'agglutination est établie dans la plus grande partie des surfaces contiguës ; elle est complète après le dixième jour, époque à laquelle la peau commence à se rétracter, à prendre une consistance qu'elle n'avait pas auparavant.

Au bout d'un mois, la sensibilité est revenue

en grande partie; mais elle donne lieu à des erreurs singulières de la part du malade. Celui-ci, en effet, lorsqu'on irrite le lambeau, rapporte l'impression douloureuse à la région qu'il occupait avant l'opération; et réciproquement, si l'on pique la cicatrice qui recouvre cette dernière, la sensation sera rapportée au lambeau qui en a été détaché. Ces observations nerveuses, que Dieffenbach a niées à tort, disparaissent au bout de quelques mois. A mesure qu'on s'éloigne de l'époque à laquelle l'autoplastie a été pratiquée, il s'accomplit dans le lambeau quelques phénomènes fort remarquables : ainsi, dans les cas où ce dernier a été pris dans une région couverte de poils, on voit les poils tomber, leurs bulbes s'atrophier, et le lambeau affecte peu à peu les caractères de l'organe qu'il remplace et participe aux maladies de la région sur laquelle il a été implanté.

Ces suites, qu'on pourrait appeler normales, de l'autoplastie ne sont pas toujours les seules qu'on observe; il en est quelques autres qu'on pourrait considérer comme accidentelles.

Parmi ces dernières, la gangrène partielle ou totale du lambeau est sans contredit la plus fâcheuse. La gangrène partielle frappe ordinairement les angles du lambeau laissés trop aigus par le chirurgien. La gangrène générale est plus rare; elle serait due, suivant M. Dieffenbach, à l'excès du sang qui afflue dans le lambeau; aussi ce chirurgien conseille-t-il de couper les grosses branches artérielles qui peuvent se trouver dans le pédicule. Nous répéterons avec M. Blandin que c'est là une précaution inutile et nuisible tout à la fois : inutile, puisque ces artères sont accompagnées de veines qui ne permettent pas au sang de stagner dans le lambeau ; nuisible, puisque c'est le défaut de sang plutôt que l'abord d'une quantité trop considérable de ce liquide qui détermine l'accident dont il est ici question dans le plus grand nombre de cas.

Parmi les autres causes qui peuvent aussi lui donner lieu, nous citerons le défaut de direction convenable du pédicule qui doit rester adhérent du côté par lequel les vaisseaux arrivent à sa portée ; la nécessité où l'on est quelquefois de prendre le lambeau dans une partie couverte d'une ancienne cicatrice, et où, par conséquent, ne se trouvent point de vaisseaux assez volumineux ; la torsion un peu serrée du pédicule, qui dans certains cas est assez faible pour ne pas empêcher l'abord du sang, mais dans d'autres cas assez forte pour mettre en rapport avec la surface qu'il doit recouvrir, gêne également la circulation capillaire ; enfin, l'application de topiques chauds ou stimulants peut avoir aussi la gangrène pour résultat.

Quelle que soit la cause de cet accident, il ne faut pas trop se hâter de croire qu'un lambeau est frappé de gangrène, et considérer le résultat de l'opération comme manqué. Voici les caractères auxquels on la reconnaîtra : Elle commence par la surface interne de la peau ; l'épiderme noircit, se ride, se détache. Dans certains cas, le mal s'en tient à la surface superficielle du derme, tandis qu'en d'autres, il gagne plus profondément, envahit toute l'épaisseur de la peau et les autres couches organiques du lambeau. Celui-ci, au reste, ne devra être détaché que lorsqu'on le verra se détacher lui-même.

L'époque à laquelle survient cet accident est variable : tantôt c'est dès le deuxième ou troisième jour ; presque toujours alors la gangrène est due à un défaut de sang, à une véritable anémie, et elle affecte alors la forme sèche ; tantôt elle se montre après le sixième jour, et alors elle est le résultat d'une inflammation ou d'un engorgement trop considérable du lambeau, et sa forme alors est humide. On a dit aussi qu'elle pouvait se déclarer, sous l'influence du froid, à une époque plus éloignée encore, lorsque déjà l'agglutination est complète. Mais cela est un fait douteux.

Enfin, parmi les suites fâcheuses de l'autoplastie, nous devons mentionner certains accidents nerveux, tels que le *delirium tremens*, les érésipèles, etc. ; mais ces accidents n'offrent rien de particulier dans ce cas. Ajoutons enfin que l'opération peut être suivie d'un succès incomplet.

La conduite à tenir, après que l'autoplastie est terminée, est des plus simples. La plaie qui résulte du lambeau doit être immédiatement réunie par la suture, si les bords sont mobiles et peu écartés ; dans le cas contraire, on attendra la suppuration, afin de ne pas ajouter aux accidents inflammatoire et nerveux. On la traite alors comme une plaie simple ; quelques plumasseaux ou linges enduits de cérat, ou mieux quelques compresses trempées dans de l'eau froide, le tout maintenu par un appareil peu serré, composent tout le pansement. Le malade sera en même temps tenu à la diète et soumis au régime des opérés.

Quant au lambeau, il ne réclame aucun soin immédiatement après sa séparation ; mais dès qu'il s'y montre un peu de chaleur, il faut, par quelques applications froides, stimuler le système capillaire et l'aider à se débarrasser du sang qui l'engorge. Si, après quelques heures, il reste gonflé et bleuâtre, il faut appliquer quelques sangsues sur ses parties les plus excentriques, pour en opérer le dégorgement. (Blandin, Dieffenbach, Lisfranc.)

Pendant les premiers jours, il faut éviter toute compression sur le lambeau et surtout sur le pédicule. Plus tard, lorsque toute crainte de gangrène est dissipée, il faut faire une légère compression sur le lambeau, pour l'empêcher de se recoquiller et pour effacer la saillie qui résulte de la rotation qui a été imprimée à son pédicule. Cette compression devra être continuée même au-delà du temps nécessaire à la cicatrisation, parce que le tissu de la cicatrice conserve longtemps sa rétractibilité.

C'est vers le troisième ou quatrième jour qu'on devra enlever les sutures et les remplacer par un simple bandage contentif pour soutenir les adhérences encore molles.

RÈGLES PARTICULIÈRES A LA RHINOPLASTIE.

Quels que soient la méthode, le procédé adopté, il est des règles fixes dont l'opérateur ne doit jamais s'écarter :

1° Le lambeau devra être taillé amplement, c'est-à-dire d'une étendue plus grande que la perte de substance, parce qu'il peut se rétracter avec une très grande facilité, et revenir sur lui-même ; ce qui, du reste, offre un résultat avantageux, puisqu'il prend alors plus de consistance, et les cartilages de l'ancien nez se trouvent mieux représentés.

2° Il est préférable d'employer la suture pour fixer le lambeau, plutôt que les autres moyens unissants. Ce procédé vaut toujours mieux, à plus d'un point de vue ; car, en agissant ainsi, on évitera les bandelettes de diachylon qui prédisposent à l'érysipèle, par l'irritation que ce moyen détermine à la peau, dont la susceptibilité est très grande chez certaines personnes.

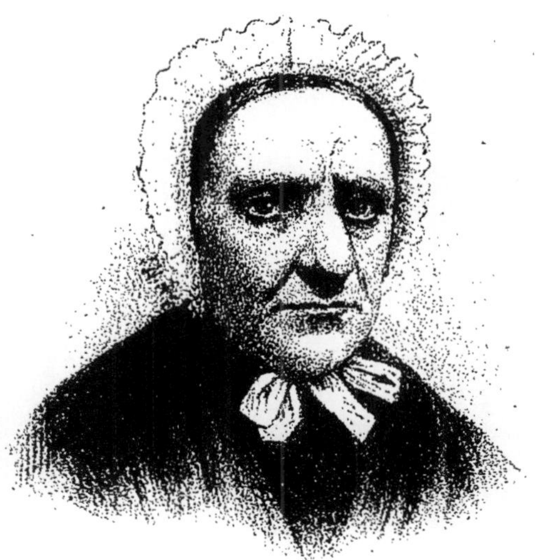

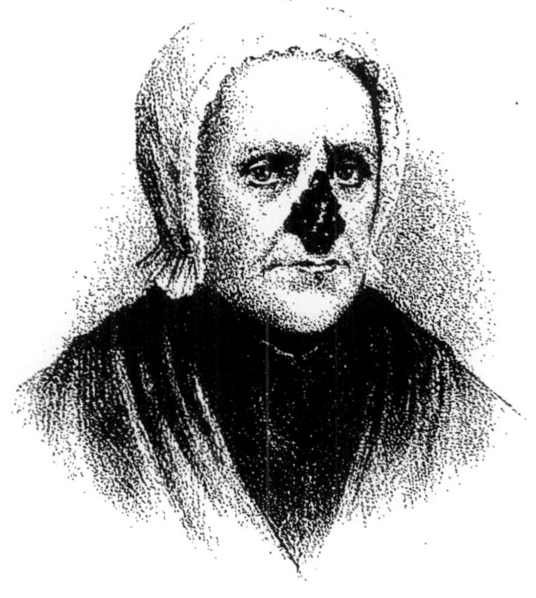

Imp. Lemercier & C.ie Paris

APPRÉCIATION DE LA RHINOPLASTIE.

La *Méthode italienne*, bien qu'elle ait réussi dans plusieurs cas, exige de la part du malade une trop grande patience, une immobilité trop longue, pour qu'on soit en droit d'attendre beaucoup d'elle.

La *Méthode française* est celle dont les suites présentent le moins de gravité; seulement, elle ne peut être employée que dans les cas où la difformité à laquelle on veut remédier n'a pas une grande étendue. Or, elle ne peut malheureusement être appliquée que d'une manière exceptionnelle.

La *Méthode indienne* est celle qui a généralement prévalu et qui a réussi le plus souvent; toutefois, quels que soient l'habileté de l'opérateur et le procédé qu'il ait employé, elle n'est pas exempte de suites fâcheuses. C'est donc une opération fort sérieuse et qui ne doit être pratiquée qu'après mûre réflexion.

DU BEC-DE-LIÈVRE

> Ici du moins l'art corrige et
> embellit la nature.
> (Desault, *Mémoire sur le
> bec-de-lièvre.*)

Sous le nom de bec-de-lièvre, on désigne une division congénitale ou accidentelle de l'une des deux lèvres. Cette définition vient de la ressemblance qu'on a cru trouver dans cette maladie avec la forme de la lèvre supérieure du lièvre. Elle est unique ou unilatérale quand elle n'existe que d'un côté, double ou bilatérale s'il y a fissure à gauche et fissure à droite.

Je ne parle pas des raretés qu'on a citées, telles que la fissure médiane ou à la lèvre supérieure ou à la lèvre inférieure (1).

Ce vice de conformation ayant pour siège presque constant la lèvre supérieure. Les anciens l'appelaient lèvre fendue ou dents de lièvre, lorsque les gencives et les dents étaient saillantes.

Celse, et après lui les Arabes, paraissent avoir très

(1) Tenon et Meckel, Hœndbuch der patolog. anatom., t. I, p. 523, 33, 36.

bien connu l'histoire de la division labiale; et ils ont en effet formulé des indications thérapeutiques applicables à cette maladie ou plutôt à cette difformité.

C'est à A. Paré, et surtout à Franco, qu'il faut arriver pour voir naître le véritable progrès, car ces chirurgiens avaient parfaitement étudié les diverses divisions de la lèvre, celles qui étaient accidentelles et celles qui étaient congénitales.

Franco rafraîchissait la lèvre du bec-de-lièvre avec les ciseaux ou le rasoir; il la cautérisait aussi. Il ne réunissait pas de suite; après l'incision, il cherchait à calmer la douleur pendant deux ou trois jours. Quand il se servait du caustique, il laissait tomber l'eschare. Pour réunir il avait deux procédés: 1º. la suture sèche avec deux triangles agglutinatifs, dont la base était vers les oreilles; du sommet tronqué partaient les fils qu'on nouait devant le bec-de-lièvre; 2º le second procédé était la véritable suture entortillée (1).

Le bec-de-lièvre est le plus souvent naturel, congénital; d'autres fois, il est accidentel et résulte d'une plaie dont les bords n'ayant pas été mis en contact immédiat, se sont cicatrisés chacun isolément. Tantôt il est simple, c'est-à-dire qu'il n'y a qu'une division; tantôt il est double, c'est-à-dire qu'il y a deux divisions; il est compliqué, lors-

(1) Franco, p. 458.

qu'il y a en même temps écartement des os maxil-
laires supérieurs et de la voûte palatine.

ÉTIOLOGIE. — Les idées les plus bizarres ont
été émises depuis l'antiquité sur les causes du bec-
de-lièvre congénital. L'influence de l'imagination
de la mère sur son produit, si accréditée parmi les
anciens, est encore aujourd'hui répandue parmi
beaucoup de personnes étrangères à la science, et
même quelques médecins, non seulement pour le
bec-de-lièvre, mais pour presque toutes les monstruosités. Or, les animaux présentent eux-mêmes
de ces vices de conformation ; accusera-t-on chez
eux l'influence d'une forte émotion morale ? Si par
hasard une femme, sous l'influence d'une émotion
vive, vient à mettre un monstre au jour, combien
n'existe-t-il pas de femmes qui, pendant le cours de
leur grossesse, ont été sous l'influence d'une idée
prédominante, et pourtant sont accouchées d'enfants bien conformés ? Combien d'autres aussi qui,
après une grossesse parfaitement régulière et sans
cause morale appréciable, sont accouchées d'enfants
difformes.

Exemple, l'observation publiée par Martin (de
Lyon), d'une femme enceinte qui, ayant vu un
enfant affecté de bec-de-lièvre, ne cessa, pendant
tout le reste de sa grossesse, de prédire qu'elle ac-
coucherait d'un enfant difforme, ce qui se réalisa
en effet. Telle est l'histoire de cette femme enceinte
de huit mois, observée par Klein, qui, saisie d'effroi

à l'aspect de son mari, couvert de meurtrissures, présentant la joue gauche bleuâtre et enflée, ainsi que le nez avec la lèvre supérieure très proéminante, accoucha d'une fille portant aussi sur la joue gauche une tumeur fongueuse bleuâtre envahissant un peu la lèvre et offrant beaucoup d'analogie avec ce qui avait été observé sur le père. J'ajoute un fait que j'ai pu constater *de visu* :

C'était en 1837; j'étais en vacances chez mon père, le Dr Ballu, de Melun. A sa consultation, vint une dame accompagnée de son fils, jeune garçon de 12 à 13 ans, lequel portait au côté gauche l'empreinte sur la peau, au niveau de la hanche, la forme d'une poignée d'épée avec trente centimètres environ de longueur de fourreau, le tout nettement indiqué et de la couleur d'un brun foncé, se détachant parfaitement sur la peau. Mon père, qui m'avait appelé pour me montrer cette bizarrerie de la nature, interrogea cette dame qui lui raconta qu'étant venue à Paris passer quelques jours chez des parents, ils la conduisirent visiter certains monuments et entre autres la colonne Vendôme; ils y montèrent, et là, en contemplation de la statue de l'empereur Napoléon Ier, elle fut frappée d'étonnement de voir sous le costume bourgeois une épée.

Sans douter de la véracité de ces faits qui sembleraient établir une influence bien déterminée de l'imagination de la mère sur la conformation du fœtus, il faut faire remarquer que, outre leur petit

nombre, la plupart sont dus à des auteurs allemands, en général si portés à admettre tout ce qui
tient au merveilleux, et que, par conséquent, on est
en droit de se demander s'il n'y a pas de simples
coïncidences. On concevrait mieux, et on pourrait
rationnellement admettre que l'imagination de la
mère étant fortement impressionnée, il puisse en
résulter un trouble général qui réagisse sur le
fœtus, pervertisse la nutrition de quelqu'un de ses
organes, et produise ainsi une difformité indéter-
minée.

Cette influence rentrerait alors dans le cadre des
causes accidentelles que Isidore Geoffroy-Saint-
Hilaire a démontré avoir une part si grande dans
la production des monstruosités.

J'emprunte à M. Vidal, le passage suivant
(page 200, etc.). Aujourd'hui, on est convenu de
considérer les anomalies comme des perturbations
survenues après la conception, lesquelles ont altéré
d'une manière quelconque le développement de
l'embryon. On cite comme favorable à cette doctrine les effets des coups, des chutes qui ont en-
travé une grossesse jusque-là régulière, laquelle
s'est terminée à sept ou huit mois par la naissance
d'un être difforme. M. Isidore Geoffroy-Saint-
Hilaire, partisan de ce système, croit avoir prouvé
qu'il naît plus d'enfants difformes dans les classes
indigentes, où les femmes, quoique grosses, sont
obligées à des travaux rudes et exposées à de

mauvais traitements. Mais je ferai remarquer que
ces mêmes femmes qui n'ont pas été riches pendant
leur enfance ont dû puiser dans la misère, dans
les privations qu'elle impose, une constitution peu
favorable à des germes absolument complets et
vigoureux.

L'expérimentation est venue aider les théories
des partisans de l'épigénésie. Geoffroy Saint-Hilaire
a fait en 1820, 1822 et 1826, des expériences par
lesquelles il a, pour ainsi dire, produit des anomalies à volonté. Cet illustre physiologiste avait à sa
disposition un établissement d'incubation artifi-
cielle : là des œufs, d'abord placés dans toutes les
conditions favorables à une incubation heureuse,
étaient tout à coup troublés, après un certain temps,
par exemple, après trois jours. Alors on secouait
plus ou moins violemment ces œufs, on les perfo-
rait sur plusieurs points, ou bien on revêtait la
moitié de la coquille d'un enduit de cire ou de ver-
nis, afin de la rendre imperméable à l'air; surtout
on maintenait l'œuf dans la position verticale, on
le faisait tenir sur le gros ou le petit bout. De ces
œufs sortirent des êtres beaucoup plus souvent difformes que ceux qu'on voyait éclore d'œufs qui
n'avaient pas été ainsi tourmentés. Geoffroy Saint-
Hilaire, après ces expériences, a observé une foule
d'anomalies simples ou complexes, parmi lesquelles
il note la triocéphalie, l'atrophie et même l'avorte-
ment des yeux, l'éventration, la fissure spinale.

Influence de l'imagination de la mère. — Il n'y a pas une croyance plus ancienne que celle qui attribue certaines monstruosités à une influence de l'imagination de la mère modifiée de diverses manières. La Genèse nous montre Jacob entourant ses brebis de branches d'arbres à demi-écorchées pour varier la couleur de la peau des agneaux. De là, arrivez jusqu'à nous, et, soit que vous interrogiez les croyances, la tradition, et même la science, toujours vous verrez la même idée se reproduire. Encore un coup, je ne me propose pas de traiter ici de pareilles questions; mais je dois les présenter de manière à permettre aux élèves de classer convenablement les faits qu'ils liront ou qui parviendront autrement à leur connaissance.

Je pense que ces faits doivent être divisés en deux principales catégories :

1° Ceux qui, selon moi, ne peuvent être contestés, et qui se rapportent à des anomalies indéterminées offertes par des enfants dont les mères ont éprouvé pendant la grossesse une forte commotion morale. Personne, en effet, ne nie l'harmonie qui existe entre l'activité vitale de la mère et celle de l'embryon. Eh bien, ne conçoit-on pas qu'un trouble opéré dans le premier organisme rompe cette harmonie aux dépens du second? Est-il difficile de comprendre qu'une grande perturbation dans la circulation maternelle amène un dérangement tel dans la circulation du fœtus, que le sang n'arrivant plus à celui-ci de la même manière, il s'ensuit des arrêts ou des déviations dans l'acte qui préside à son organisation, lequel acte est si étroitement lié à l'état du sang? Le même trouble de la circulation, auquel participe toujours le système nerveux, ne peut-il pas produire des maladies de l'embryon capables non seulement d'arrêter ou de pervertir le développement de certaines parties, mais de les détruire dans une plus ou moins grande étendue? Si l'on admet ces faits, irrécusables, selon moi, pourra-t-on nier qu'une femme qui apprend la nouvelle de son mari étouffé dans un incendie, qui tombe évanouie, qui reste souffrante jusqu'à la fin de la grossesse, pourra-t-on nier que cette femme puisse donner naissance à un enfant porteur d'une difformité? Les faits de cet ordre doivent donc être admis. La raison ne doit pas les repousser, et la science pourra peut-être un jour les classer plus logiquement.

2° La seconde catégorie n'est pas dans le même cas. Ici se trouvent des faits, le plus souvent des assertions qui tendraient à donner à l'imagination un bien autre pouvoir.

La plupart des anatomistes et des médecins modernes, tout en reconnaissant l'influence des maladies du fœtus dans la production de certaines anomalies (et je crois que cette influence est énorme), préfèrent cependant soumettre les théories aux lois de M. Serres; ainsi, comme je l'ai dit, on admet aujourd'hui le système de l'épigenèse, c'est-à-dire le système qui veut que les parties se forment, se développent à mesure que l'embryon avance en âge. Eh bien ! dans ce système il y a encore les théories que voici :

1° *Théorie du développement centrifuge* (Haller). Le cœur est le premier formé (*primum vivens*) ; puis viennent les troncs artériels, les branches, les rameaux, etc. Les centres nerveux précèdent les troncs nerveux ; viennent ensuite les branches, les rameaux ; enfin, le développement des parties marcherait dans le sens du cours du sang artériel. Cette théorie est presque complètement délaissée.

2° *Théorie du développement excentrique ou centripète* (Serres). Les vaisseaux sont plus tôt formés que le cœur, et les nerfs apparaissent avant l'axe cérébro-spinal. Ici le développement suit le cours du sang veineux ; ainsi l'absence d'une branche artérielle, c'est l'absence d'un tronc artériel, et l'absence de celui-ci conduit à l'absence du cœur.

A la loi *de développement* centripète, M. Serres a ajouté la *loi de symétrie*, qui veut que tous les organes impairs ou simples soient d'abord pairs. Enfin, vient la *loi de conjugaison et d'affinité*, par laquelle des parties analogues marchent de dehors en dedans pour arriver au point de contact, s'engrener, se souder, afin que deux parties n'en forment qu'une. Ce système de M. Serres a séduit par sa simplicité et par sa haute portée : ainsi, selon qu'une artère manquera ou sera affaiblie dans son calibre, la partie à laquelle elle était destinée sera absente ou insuffisante dans son développement; si, au contraire, le vaisseau qui régit la formation est double, l'organe correspondra par son volume à cette espèce d'hypertrophie vasculaire. L'atrophie et l'absence des parties, l'hypertrophie et la pluralité des parties étant expliquées par l'atrophie et l'hypertrophie des artères, on peut se rendre compte des anomalies dans la direction, dans la position des organes, par des dispositions analogues des artères, et il n'est pas nécessaire d'exposer longuement comment les infractions à la *loi de symétrie* et à la *loi de conjugaison* peuvent faire que les parties normalement sans fissure peuvent être divisées en deux; ainsi, quand la lèvre supérieure restera divisée, c'est que ces lois n'auront pas été observées. D'ailleurs, je reviendrai souvent sur ces lois pour en montrer de nombreuses applications.

Dans ce système donc, quand il y a anomalie, c'est qu'il y a, comme diraient les Anglais, *malformation*. Mais, je l'ai déjà exprimé, il ne convient pas de rejeter complètement les anomalies par accidents, par maladies; il faut donc admettre aussi, pour parler le même langage, des *déformations*.

En effet, il est évident qu'il est des parties qui, d'abord régulièrement formées, ont été *déformées* dans le sein de la mère, comme elles le sont après la naissance.

On verra la vérité de ce que j'avance dans mes généralités sur les déviations.

D'ailleurs, pour trouver l'origine des anomalies il ne faut pas avoir égard seulement au fœtus, mais encore à la mère. Ainsi, dans la matrice, autour de la matrice même, peuvent exister des états anormaux qui deviennent des causes de difformités pour le fœtus. Otto cite une femme qui avait une exostose dans le bassin, et qui donna naissance à quatre enfants ayant tous une petite portion de crâne non ossifiée et déprimée. Ici, la force formatrice avait trouvé une résistance qui s'était opposée à la réunion de deux portions de l'os. L'obstacle au développement complet ne venait donc pas de l'œuf, mais du milieu dans lequel il s'était développé (1).

D'ailleurs, les lois de M. Serres n'expliqueraient, à la rigueur, que les effets d'un arrêt de développement. Elles pourraient donc dire, en partie, le *comment ;* mais le *pourquoi* reste toujours voilé : ainsi j'admets qu'une partie ne se développe pas, parce que son artère manque ; mais je me demande pourquoi ce vaisseau manque-t-il ? Une partie est double parce qu'il s'est développé deux artères là où il n'en fallait qu'une. Mais pourquoi cette duplicité de l'artère ? Un organe, la lèvre par exemple, est restée divisée parce que les deux moitiés qui la

(1) V. Otto. Lehrb. des Path. anat. t. I, p. 132. Isidore-Geoffroy Saint-Hilaire, t. I, p. 341. Cruveilhier, Traité d'anat. pathologique, Paris, 1849.

composent ne sont pas arrivées au contact : mais pourquoi ne sont-elles pas arrivées au contact? Voilà des questions difficiles à résoudre. Il est des Allemands qui ne seraient pas très embarrassés pour répondre à ces questions ; ils commenceraient par placer dans l'œuf une *force formatrice* (nisus formativus), et diraient : 1° Si cette force est affaiblie sur un point, l'organe correspondant sera plus faible ; les parties qui le composent ne pourront assez se développer pour marcher l'un vers l'autre et se réunir ; 2° Si la forme est exagérée, l'organe aura un excès de volume ; au lieu d'être unique sera multiple ; 3° Si la force est pervertie, il y aura une irrégularité telle dans le développement que vous pourrez voir à gauche ce qui devrait être à droite, en avant ce qui devrait être en arrière ; des extrémités osseuses qui sont ordinairement reçues dans des cavités qui leur sont destinées iront se loger ailleurs ; la colonne vertébrale, au lieu d'avoir ses inflexions ordinaires, sera dirigée dans le sens contraire ou dans le même sens avec des exagérations, etc. On le voit, dans les derniers termes des explications, le système des forces apparaît toujours ; on le critique sans cesse, et malgré soi on l'utilise, du moins dans le langage, et souvent sans s'en douter.

Aujourd'hui, quand on veut généraliser en tératologie, on emploie la formule que voici, laquelle est souvent adoptée même par les auteurs qui ont rejeté le principe sur lequel elle se fonde :

Anomalies
1° Par arrêt de développement ;
2° Par excès de développement ;
3° Par perversion de développement.

Outre les théories que je viens de signaler on en a encore invoqué l'hérédité.

Plusieurs chirurgiens distingués, et entre autres M. Roux, penchent en faveur de l'hérédité. M. Demarquay rassembla, en 1844, plusieurs observations curieuses paraissant concluantes en faveur de cette opinion. La première concerne un enfant opéré par M. Blandin d'un bec-de-lièvre double, et dont la mère était atteinte de la même difformité. Sur sept enfants qu'avait eus cette femme, quatre étaient nés avec des becs-de-lièvre, et elle racontait de plus que son père et son grand-père en étaient aussi atteints. La seconde observation fut fournie par une jeune fille portant une double division labiale, et dont la mère en avait une simple. A ces faits, M. Demarquay en ajoute plusieurs autres : l'un observé par un étudiant en médecine sur un charpentier et son fils, tous deux atteints de bec-de-lièvre simple ; un autre dû à M. Lebert, analogue au précédent, concernant une jeune femme et sa petite fille, qui fut opérée avec succès ; enfin, un troisième cas de division simple observée sur un père et son fils par M. Thierry.

En présence de ces faits, de plusieurs autres publiés, et surtout de l'importante autorité de M. Roux, comment ne pas être porté à admettre, dans une certaine limite, l'influence de l'hérédité? Deux théories sont invoquées pour expliquer la manière dont se forme le bec-de-lièvre, mais non la cause prochaine de ce vice de conformation, qui restera encore probablement longtemps cachée aux investigations des observateurs. La plupart des pathologistes admettent que la lèvre se développe par trois points, dont un médian et deux latéraux, qui finissent par se réunir ; si, par un arrêt de développement, cette réunion n'a pas lieu d'un seul côté, il reste un bec-de-lièvre unique. Blandin, pour expliquer la division médiane de la lèvre que l'on rencontre parfois, admettait quatre points primordiaux de développement, dont deux pour le lobule médian.

Cependant, cette théorie si séduisante, et appuyée sur les belles lois de M. Serres, n'est fondée que sur l'analogie et non sur des faits. MM. les professeurs Velpeau et Cruveilhier la repoussent entièrement et regardent la fissure labiale congénitale comme une division pathologique dans laquelle il y aurait quelquefois perte de substance. Leur opinion s'appuie sur ce que, dans les examens nombreux auxquels ils se sont livrés sur des fœtus rendus à diverses périodes de leur évolution, jamais ils n'ont rencontré la lèvre divisée, mais toujours formée d'une seule pièce.

Pronostic. — Le bec-de-lièvre sans complication est peu grave par lui-même, et n'entraîne ordinairement que quelques difficultés dans certains actes physiologiques. Cependant, il favorise souvent le développement ou l'augmentation de difformités concomitantes, comme la saillie des dents incisives, la division de la voûte palatine, l'aplatissement considérable du nez. Ces faits sont une des raisons sur lesquelles la plupart des chirurgiens modernes s'appuient, comme nous le verrons plus tard, pour se prononcer en faveur de l'opération précoce.

Traitement. — Aviver, réunir et maintenir réunis les bords de la solution de continuité, voilà les trois indications nettement posées pour faire disparaître la difformité que constitue le bec-de-lièvre.

Indication de l'opération. — La difformité est le premier motif qui, seul, peut déterminer à agir. En effet, quelle impression désagréable peinte sur toute la physionomie ! Quel aspect horrible et repoussant offre la partie la plus apparente du corps sur laquelle doivent résider et la beauté et l'expression ! Paul Dubois (1), à ce sujet, s'exprimait ainsi : « C'est un grand malheur pour une famille, « qui occupe par ses lumières ou par sa fortune une

____

(1) Bull. de l'Acad. de méd., 1845, t. X, p. 766 et suiv.

« brillante position sociale, que la naissance d'un
« enfant dont la difformité est aussi apparente et
« aussi choquante que l'est celle du bec-de-lièvre;
« c'est un chagrin profond et incessant pour une
« mère, chagrin que ravivent à chaque instant le
« spectacle du mal et la comparaison cruelle que
« présente à l'esprit la vue d'un autre enfant. »

Si les parents sont affectés dans leur amour
propre, les enfants atteints de cette difformité en
ressentent parfois de la honte et du désespoir, à tel
point que certains fuient toute société et deviennent
d'un caractère morose et irascible; leur éducation
et le développement même de leur intelligence
peuvent alors souffrir considérablement de cet
état.

D'après toutes ces raisons, on voit que la conduite du chirurgien, pour porter remède à ce vice
de conformation, est amplement justifiée.

A quelle époque faut-il enlever les fils ?

Les chirurgiens ne sont pas tous d'accord à ce
sujet.

Ainsi, tandis que Dubois, Diffenback, recom-
mandent d'enlever les sutures au bout de vingt-
quatre heures, Mirault (d'Angers) ne les enlève
jamais avant le sixième jour. MM. Richet et Verneuil pensent que beaucoup d'insuccès peuvent
être attribués à ce que les sutures ont été enlevées
trop tard. Du reste, la réunion par première intention est complète dans les trente-six heures et, si

on laisse plus tard les sutures, celles-ci faisant
corps étrangers, développent une inflammation qui
ne tarde pas à détruire rapidement la cicatrice. Ils
commencent donc à enlever, le lendemain de l'opération, un fil sur deux, laissant pour le dernier le
fil du lambeau. J'ai remarqué, en effet, qu'on a
d'autant plus de chances de succès en les enlevant
plus tôt.

OPÉRATION DU BEC-DE-LIÈVRE. — *Epoque à laquelle il convient d'opérer.* — Comme le bec-de-
lièvre ne peut guérir que par une opération, il importe de déterminer l'époque à laquelle il convient
d'opérer. Si on étudie avec soin cette question, on
est frappé de la divergence d'opinions des auteurs;
cela étonne tout d'abord, mais si on y réfléchit, on
voit bien vite combien cette question est complexe.
En effet, les conditions opératoires changent à
chaque instant, suivant l'espèce de bec-de-lièvre à
laquelle on a affaire, et suivant l'âge et la force de
l'enfant. En effet, opérer un bec-de-lièvre simple
unilatéral, ou opérer un bec-de-lièvre double avec
saillie de l'os maxillaire, est chose bien différente.
J'en dirai autant quant à l'âge. Les successeurs
immédiats de Paré et de Franco, ainsi que les chirurgiens des xviie et xviiie siècles, étaient généralement d'avis de n'opérer les enfants atteints de bec-
de-lièvre qu'à l'âge de raison, vers 5 à 6 ans. C'est
l'opinion que nous voyons professer par les membre

de l'Académie de chirurgie, et l'école de Desault,
de Boyer. Voici les raisons que l'on allègue en
faveur de cette manière de faire : l'enfant, arrivé à
l'âge de 5 à 6 ans, a conscience de son état, il désire
être débarrassé de son infirmité, il se conforme
plus volontiers aux conseils du chirurgien; à cette
époque la vitalité est plus intense, les tissus présentent une résistance et une extensibilité plus
grandes, favorables à l'opération ; on ne craint pas
de voir survenir à la suite de l'opération des accidents nerveux ou hémorrhagiques, comme cela a
été souvent observé chez de tout jeunes enfants.
Cette manière de raisonner, généralement acceptée,
a cependant trouvé des contradicteurs en ce qui
touche surtout le bec-de-lièvre simple. En effet,
vers la fin du xvii⁰ siècle, nous voyons Boonhuy-
sen conseiller l'opération du bec-de-lièvre de 2 à
6 mois. Muys, son compatriote, adopte la période
de 6 mois, craignant d'opérer plus tôt, à cause de
la facilité avec laquelle se coupent les tissus. Heister
se montre aussi très partisan des opérations hâ-
tives ; il combat sous ce rapport l'opinion des chirurgiens français ; toutefois nous voyons en France,
Busch, dont le travail a été analysé par Louis, se
montrer aussi partisan de l'opération du bec-de-
lièvre faite de bonne heure. Mais les opinions de
cette valeur n'avaient point modifié la pratique des
chirurgiens français. Nous en dirons autant de
l'opinion de Dupuytren, émise probablement vers la

fin de sa carrière ; car comment admettre qu'un langage aussi précis que le sien n'ait point été, sinon écouté, au moins commenté par son école ? « Il n'est pas sûr, ajoute le célèbre chirurgien de l'Hôtel-Dieu, d'opérer à l'instant même de la naissance, parce que les chairs sont trop molles, trop facilement seccables par les aiguilles ; » mais il pense, contre la doctrine ancienne, que l'on peut opérer à trois mois.

Les idées émises à ce sujet par Bonfils, sur l'opération du bec-de-lièvre, n'avaient point eu plus de retentissement que celles de ses prédécesseurs, tandis que la communication faite par Paul Dubois, en 1815, à l'Académie de médecine, sur les avantages d'opérer de bonne heure les enfants bien portants affectés de bec-de-lièvre simple, fut une véritable révolution dans ce petit coin de la science. Ce célèbre accoucheur fit connaître sept cas, tous terminés par la guérison ; il s'agissait, il est vrai, du bec-de-lièvre simple. Ces sept enfants furent opérés par le procédé ordinaire, seulement les fils furent changés chaque jour pour prévenir la section des chairs. La suture n'était soutenue par aucun appareil contentif, les épingles ont été enlevées le troisième ou quatrième jour ; tous ces enfants ont été alimentés par le sein de leur nourrice. Les efforts de succion faits par les enfants sont une chose importante à noter, dit Dubois, car la plus sérieuse objection qui ait été faite à l'opération chez les très jeunes enfants, a consisté à faire valoir la difficulté, l'impossibilité de l'alimentation; les partisans de l'opération n'ont pas été même exempts d'exagération à cet égard, en soutenant que les nouveau-nés pouvaient supporter facilement deux ou trois jours d'abstinence ; c'est là une grande erreur. Ajoutons que parmi les sept opérés observés par Dubois, deux avaient avalé une certaine quantité de sang. L'un de ces enfants l'a rejeté par les vomissements, l'autre par les garde-robes. Indépendamment des faits qu'ils citent à l'appui de leur opinion, les partisans de l'opération du bec-de-lièvre peu de jours après la naissance donnent encore les raisons que nous résumons avec Roux de la manière suivante : Un enfant naissant est patient, docile, sans conscience de ce qu'on va lui faire ou de ce qu'on lui fait, sans volonté comme sans force pour se soustraire à ce qui est pour lui une cause de souffrance. Il ne connaît point la douleur et ne l'appréhende pas ; dès lors, chez lui, point de ces agitations, de ces mouvements violents qui peuvent rendre une opération difficile, comme ils peuvent en contrarier les suites. Les muscles, ceux de la face particulièrement, ont peu d'énergie ; ils n'ont de force contractile que celle qui est nécessaire pour la succion; on n'a point à craindre les mouvements brusques et violents des lèvres et des joues, ni les efforts de rétraction qui peuvent faire que les parties embrassées par les points de suture se déchirent ou se désunissent; de plus, les tissus sur lesquels on va agir ont une grande vitalité, partant une grande plasticité, une grande tendance à l'adhésion, probablement même à une adhésion plus prompte que cela ne peut avoir lieu à aucune époque de la vie. Ces raisons, jointes aux faits rapportés par Paul Dubois, ont entraîné la conviction de beaucoup de chirurgiens qui firent un certain nombre d'opérations de bec-de-lièvre sur des enfants naissants. Mais, en 1856, les idées et la pratique de Dubois furent discutées à la Société de chirurgie; des revers nombreux ont été signalés; on fit de nouveau remarquer que tous les chirurgiens avaient observé : que les lèvres des enfants ont peu d'épaisseur, que les tissus qui les composent sont peu consistants, qu'ils se laissent facilement couper, qu'en raison du peu de hauteur de la lèvre, ce n'est pas toujours chose aisée de mettre en contact les deux bords divisés, que la coaptation de la plaie n'est pas toujours facile, que cette opération apporte une certaine gêne dans la respiration, que l'alimentation elle-même est troublée pendant le temps nécessaire à la réunion des parties.

Ce sont là, il faut bien le dire, des raisons purement théoriques, mais voyons si les faits sont en rapport avec cette théorie. Guersant, si compétent dans cette matière, s'exprime ainsi : « L'expérience que nous avons acquise, nous a appris, de même qu'à

ceux qui ont remis en vigueur l'opération à la naissance, que, pratiquée à ce moment, elle était loin
de donner toujours des succès : si on réussit souvent, assez souvent on échoue dans beaucoup de
cas, c'est ce qui a été constaté par Velpeau, Roux,
Cloquet, Nélaton et Denonvilliers. » Voici maintenant l'opinion de Roux : « J'ai échoué dans bien
des cas, alors que les enfants paraissaient dans des
conditions les meilleures ; tantôt il y a eu simple
désunion des deux parties de la lèvre ; il est arrivé
aussi, en même temps, que la déchirure ou l'ulcération des lèvres a causé un dommage plus grand
que celui qui devait résulter du simple avivement.
Plusieurs fois j'ai vu se déclarer un état d'épuise-
ment auquel les enfants ont succombé assez promp-
tement, qui ne paraissait pas provenir seulement
du mode d'alimentation auquel il avait fallu les
soumettre, » et il ajoute plus loin, dans un cas,
« une hémorrhagie se déclara dans la nuit qui sui-
vit l'opération, et l'enfant fut trouvé mort le lendemain. »

Les savants auteurs du *Compendium de Chirurgie*, ont aussi longuement traité la question de l'époque à laquelle il convient d'opérer. Le temps auquel
cette opération peut être faite se divise en plusieurs
époques ou périodes :

1° Opération hâtive dès les premiers jours de la
naissance (Dubois, Danyau, Depaul, Giraldès, De-
sormaux).

2° Opération hâtive, mais de un mois à trois mois, (Dupuytren, Velpeau, Guersant); toutefois, suivant les auteurs du Compendium, cette période peut se prolonger pendant la période de l'allaitement.

3° Depuis l'âge de quinze à dix-huit mois jusqu'à l'âge de quatre ou cinq ans. Dans cette période, les conditions pour la réunion sont favorables, mais on a à craindre l'indocilité des enfants.

4° A partir de l'âge de quatre à cinq ans, on peut compter sur la docilité de l'enfant; la réunion se fait bien, seulement il reste souvent une petite encoche, et la difformité est moins bien corrigée.

Quant au choix à faire entre les quatre époques, voici le langage que tiennent les auteurs du Compendium : « Il résulte de notre exposé que plus on s'approche de la naissance, plus les chances d'insuccès augmentent; plus on s'en éloigne, au contraire, plus les chances diminuent; en conséquence, si le chirurgien était libre de tenir compte exclusivement des expériences de succès et des conditions qui peuvent les satisfaire, personnellement il ajournerait toujours l'opération jusqu'à l'âge de quatre à cinq ans, à l'exemple de Dionis, Garengeot et Boyer. »

Toutefois, ils admettent que, dans des conditions particulières de bonne santé de l'enfant, en tenant compte d'ailleurs des succès obtenus et de la possibilité même de réparer un revers dans un temps plus éloigné, le chirurgien pourra céder au désir des parents, en leur faisant connaître, les chances défavorables dans lesquelles il se trouve ; cela fait, sa réputation étant mise à couvert, il pourra opérer.

Nous venons d'exposer l'opinion des auteurs. Voyons maintenant ce que vont nous apprendre les faits. Périat a cherché, dans sa dissertation inaugurale, à juger la question par la statistique. Il a publié quatre catégories de faits.

La première comprend 50 faits relatifs à des enfants opérés depuis quelques heures, jusqu'au trentième jour après la naissance.

Sur ces 50 opérations, il y avait 3 morts, 4 insuccès, 1 insuccès incomplet et 42 guérisons. Nous discuterons, plus loin, la valeur de ces résultats. Sur 50 cas, il y avait 13 becs-de-lièvre simples et 37 doubles ou compliqués.

Opération hâtive :

Par MM. Malgaigne, Bonnafaon, Dubois, Jobert de Lamballe, Delmas, Roux, Rusch, Guersant, Danyau, Gosselin.

La deuxième catégorie contient quarante-quatre observations où l'opération a été faite sur des enfants âgés de deux à vingt-quatre mois.

Les résultats ne sont pas mois favorables ; en effet, sur quarante-quatre opérations, il y a eu 1 mort, 4 insuccès et 2 réunions secondaires, et par conséquent 37 succès.

Quant à l'espèce, voici comment les faits se répartissent : 14 becs-de-lièvre simples; les 30 faits restants appartiennent à des becs-de-lièvre doubles ou simples, mais compliqués.

Opération tardive :

Par MM. Mougellas, Mirault, Agosse, Heulard, Davis, Blandin, Dupuytren, Houston, Nélaton, Jobert, Thierry, Guillemau, Roux, Debrou, Goyrand, Chassaignac, Parrisch, Cloquet, Mirault, Guersant, Gosselin.

La troisième catégorie comprend vingt-six opérations faites sur des enfants de deux à cinq ans et constate le résultat suivant :

Opération retardée :

Par MM. Delafaye, Delmain, Loüis, Mirault, Desault, Agosse, Guersant, Houston, Roux, Budon, Cabaret, Verdier.

La quatrième catégorie présente 49 sujets affectés de becs-de-lièvre et compris entre six ans et vingt-trois ans. Dans ces cas, plus d'insuccès, la guérison est la règle absolue.

Parmi ces 49 cas, nous trouvons 17 cas de becs-de-lièvre simples et 32 cas de becs-de-lièvre doubles ou compliqués :

Opération pratiquée après 5 ans.

Par MM. Delafaye, Gérard, Louis, Lachaud, Ferraud, Blandin, Malgaigne, Mirault, Agosse, Guersant, Petrequin, Reymonet, Van Camp, Coste,

Roux, Maisonneuve, Huguier, Gensoul, Desault.

Il résulte donc des relevés précédents que, sur un chiffre de 169 opérations de bec-de-lièvre pratiquées sur des sujets de tout âge, sur ce chiffre considérable, il y aurait eu 149 succès, 5 morts, 10 insuccès et 5 demi succès. Ces résultats trop satisfaisants ne sont pas l'expression de la vérité; sur un chiffre aussi considérable que celui-là, portant en majeure partie sur des enfants très-jeunes, et parmi lesquels bon nombre affectés de becs-de-lièvre compliqué, la mortalité et l'insuccès doivent être infiniment moins minimes. Depuis le temps que la question de l'opportunité de l'opération du bec-de-lièvre a été agitée, la plupart des chirurgiens ont surtout publié les succès qu'ils avaient obtenus et plus rarement leurs revers. Par conséquent, la statistique que nous venons de donner est donc faite principalement avec des faits exceptionnels; elle n'est point l'expression de la vérité. Mais, néanmoins, elle est très intéressante, car elle prouve que l'opération du bec-de-lièvre simple, double ou compliqué, réussit à toutes les périodes de l'enfance et de la jeunesse; on peut en inférer que les craintes d'insuccès ou de danger, quand on opère dans le jeune âge, ont été exagérées, et que le chirurgien peut, sans témérité et en s'entourant de tous les soins voulus, opérer de très bonne heure les enfants atteints de bec-de-lièvre. Toutefois, il y a un fait capital qui doit être réalisé avant tout, c'est d'obtenir que l'enfant se nourrisse; il importe encore que l'enfant soit dans de bonnes conditions de vitalité et qu'il ne soit tourmenté par aucune maladie ou indisposition.

OBSERVATION DE BEC-DE-LIÈVRE SIMPLE.

La jeune Naguet (Delphine), âgée de onze ans, demeurant 15, rue du Chemin-de-Fer, à Nanterre, présente un bec-de-lièvre unilatéral gauche, avec un rudiment de déviation de la voûte palatine; il va sans dire que cette petite fille avait une voix nasillarde prononcée.

Le 20 juin je procède à l'opération; l'enfant a été chloroformée par mon ami le docteur Maugeis.

Je saisis d'abord l'angle inférieur de la division avec le pouce et l'indicateur de la main gauche. Avec de forts ciseaux je pratique l'avivement en prolongeant la section, en empiétant légèrement sur les tissus sains, de manière à avoir une plaie fraîche et régulière. Pour le côté droit, je tends la lèvre et la tire avec le pouce et l'indicateur gauches placés en dehors du bord à réséquer; puis je dirige les ciseaux comme précédemment, de manière à avoir deux incisions représentant un V renversé. Je pratique ensuite la suture avec des fils d'argent que je n'enlève que le douzième jour.

La cicatrisation a été obtenue en dix-huit jours avec un succès autant beau que possible, comme la planche II l'indique.

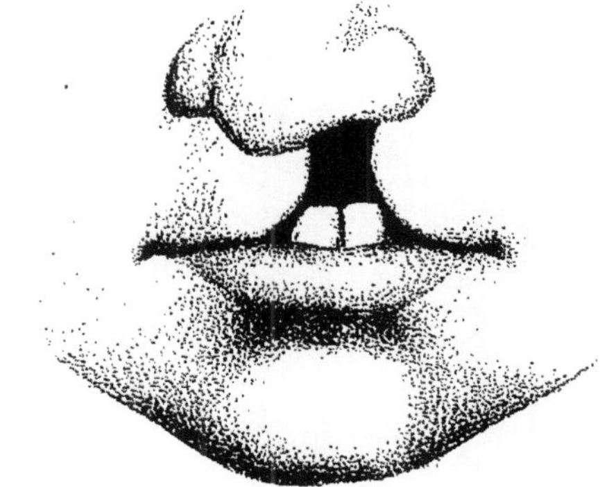

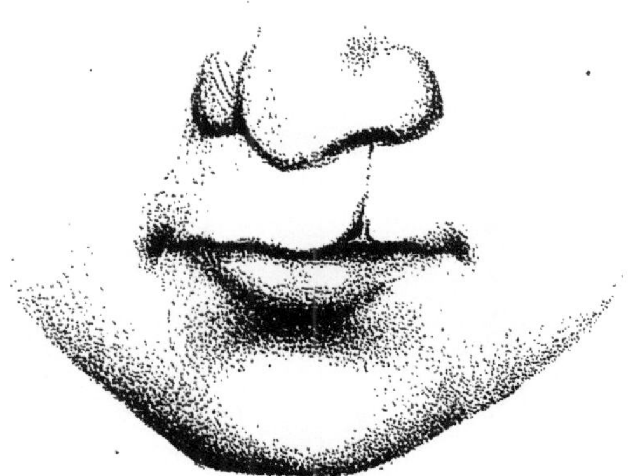

DE LA CHEILOPLASTIE.

La cheiloplastie est cette partie de la chirurgie plastique qui a pour but de corriger les difformités des lèvres et de les ramener dans leur état normal ; elles sont tantôt causées par un vice congénital, tantôt par une de ces nombreuses affections auxquelles les lèvres paraissent prédisposées d'une manière particulière par leur nature complexe et essentiellement vasculaire et nerveuse ; dès lors, les tissus sont altérés et soumis à des désordres remarquables, causés, soit par le cancer, soit par une dartre rongeante ou un ulcère syphilitique. Vient encore un autre ordre de causes, qui sont : la brûlure, les plaies d'armes à feu ou toute autre cause traumatique.

Les anciens n'étaient pas étrangers à l'art de restaurer les lèvres, puisque Celse donne de très bons conseils à cet égard. « Mais le XIXᵉ siècle, « fort des connaissances anatomiques qui avaient « été recueillies par ses prédécesseurs, éclairé par « le progrès des sciences physiologiques, entra « dans une voie plus hardie et proclama les prin- « cipes autoplastiques. Les procédés se sont rapide-

« ment multipliés à l'infini, et de nos jours, il est
« arrivé que l'autoplastie est devenue une branche
« importante de la science, et une des plus belles
« conquêtes de l'époque. » (Thèse du Dr Fachan,
1860.)

La lèvre inférieure. étant celle qui se trouve le
plus souvent détruite ou mutilée, c'est à elle que se
rapportent principalement les procédés autoplasti-
tiques qu'on a imaginés.

Diverses méthodes ont été employées ; mais parmi
ces dernières la méthode française est d'une exé-
cution facile, et elle compte aujourd'hui tant de
tentatives heureuses, qu'elle mérite peut-être
d'être conservée ; les méthodes indienne et italienne
sont, en effet, abandonnées par presque tous les chirurgiens.

J'emprunte à Nélaton sa manière de décrire
exclusivement la méthode française dans ses applications aux restaurations de la lèvre inférieure.

Procédé de Chopart. — Si le mal a détruit la
lèvre et envahi une portion du menton, on comprend la surface altérée entre deux lignes verticales
qu'on prolonge jusqu'au-dessus de la mâchoire et
quelquefois même jusqu'à l'os hyoïde, selon l'étendue du mal et la perte de substance à réparer ; il
en résulte un lambeau quadrangulaire qu'on détache
de l'os de haut en bas. Cette dissection achevée, on
retranche carrément les tissus désorganisés, et l'on
fait remonter le lambeau jusqu'au niveau des por-

tions restantes de la lèvre et des commissures labiales ; on réunit ensuite par la suture.

Procédé de Roux de Saint-Maximin. — Ce procédé diffère de celui de Chopart en ce que les parties altérées sont enlevées d'abord par une incision semi-lunaire à concavité supérieure, et qu'on procède consécutivement à la dissection des téguments qui recouvrent l'os maxillaire et ceux de la région sus-hyoïdienne. On a alors un lambeau en forme de tablier, qu'on relève jusqu'à la hauteur des commissures et que l'on fixe comme dans le cas précédent.

Procédé de Lisfranc et Morgan. — Le chirurgien retranche la partie altérée à l'aide d'une incision courbe : une incision verticale et médiane divise les téguments, à partir du milieu de l'incision semi-lunaire et descend plus ou moins bas, suivant l'étendue de la perte de substance qu'il s'agit de réparer. On a alors deux lambeaux qu'on dissèque séparément et qu'on relève ensuite.

Procédé de M. Serre. — Les procédés que nous venons de décrire ont tous l'inconvénient grave de constituer une lèvre dont le bord libre n'a pas de membrane muqueuse, et qui ne s'oppose qu'imparfaitement à l'écoulement presque continuel de la salive, par suite de l'introversion du lambeau qui vient s'appliquer sur l'os maxillaire.

Pour empêcher ce recoquillement du lambeau, et pour donner à la lèvre un bord rosé, lisse, comme la muqueuse qui la recouvre ordinairement, M. Serre a trouvé le moyen de se servir de cette muqueuse elle-même. Dans un cas où toute l'étendue de la lèvre inférieure était occupée par un cancer ulcéré, qui avait cependant respecté la muqueuse, ce chirurgien procéda à l'opération d'après le procédé Chopart, mais en respectant cette membrane, qu'il chercha à isoler avec le bistouri, de manière à la réunir ensuite au bord libre du lambeau, comme une bordure, à l'aide de quelques points de suture entrecoupés. Le succès le plus complet vint couronner cette opération qui, malheureusement, ne convient que dans un nombre de cas limité.

Procédé de M. Malgaigne. — M. Malgaigne a présenté un procédé qui réunirait tous les avantages de la méthode française et de la méthode de Celse. Il permettrait de combler les pertes de substances les plus larges et d'obtenir une lèvre mobile. Voici en quoi consiste ce nouveau procédé :

« Toutes les parties dégénérées doivent être enlevées d'abord, soit par une incision en V, comme dans le procédé ancien, soit par deux incisions verticales descendant jusqu'à la base de l'os maxillaire, et réunies là par une incision transversale,

« Dans le premier cas, on aura une perte de substance triangulaire ; il convient alors de prolonger les angles de la bouche de chaque côté par une incision transversale, et de disséquer de façon à obtenir deux lambeaux triangulaires. On en réunit les bords verticaux sur la ligne moyenne, à l'aide de points de suture ; quant au bord supérieur, tout ce qui dépasse l'étendue qu'on veut donner à la lèvre est également recousu à l'autre bord de l'incision horizontale.

« Dans le second cas, la perte de substance est quadrilatère ; aux deux incisions qui prolongent les commissures, il faut en ajouter deux autres parallèles qui longent les bases de la mâchoire ; on peut aussi détacher par la dissection deux lambeaux latéraux quadrilatères, qu'on réunit l'un à l'autre sur la ligne moyenne, et aux autres incisions partout où besoin est. » (*Manuel de méd. opér.*, p. 453.)

Nous avons exposé un certain nombre de procédés pour la restauration des lèvres, et il s'en faut de beaucoup cependant que tous les cas aient été prévus. C'est qu'en cheiloplastie, la conduite du chirurgien n'est pas, comme dans la plupart des autres opérations, réglée d'avance. Il est, en effet, une multitude de particularités, une infinité de détails, qui forcent à modifier le procédé de mille manières et auxquels on ne pense que lorsque les cas se présentent. Aussi nous semble-t-il que le chirurgien doit compter sur les ressources d'un esprit ingénieux aussi bien que sur l'étendue de ses connaissances. Il sera toutefois puissamment aidé par une science approfondie des principes autoplastiques, par une étude réfléchie des diverses mo-

dications employées par les maîtres de l'art dans
les circonstances difficiles, par l'intelligence des
lois qui régissent les tissus, soit à l'état de santé,
soit à l'état de maladie.

OBSERVATION DE CHEILOPLASTIE.

M. Ledouche, officier de gendarmerie, chevalier
de la Légion d'honneur, âgé de 58 ans, d'un tem-
pérament lymphatico-sanguin, a parcouru sa carrière
militaire avec une bonne santé habituelle. Toutefois, sur les dernières années de sa vie, il était affecté
d'engorgements ganglionnaires et d'adénite cervi-
cale; lorsque, vers l'année 1880, il lui apparut
vers la partie médiane du bord muqueux de la lèvre inférieure, une petite ulcération, qui tout d'a-
bord n'offrait aucun caractère sérieux. Plus tard,
elle prit un caractère de vérue, et enfin le type
d'un épithélioma, qui prit très rapidement des pro-
portions telles que la tumeur arrive au volume
d'une noix de moyenne grosseur. Mon avis fut d'en
faire l'ablation; mais, comme mon malade ne paraissait pas très disposé à l'opération, je le menai
à mon ami, le professeur Verneuil, qui, après l'avoir
examiné, me conseilla de pratiquer l'opération. Le
lendemain même de cette consultation, je me mis
en demeure d'opérer, assisté de M. Bachelet, qui
m'a prêté son concours avec beaucoup d'intelligence.

Les deux incisions, faites à l'aide de forts ci-

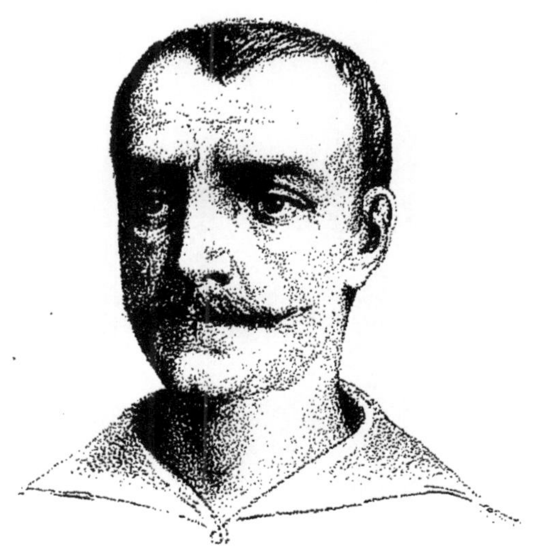

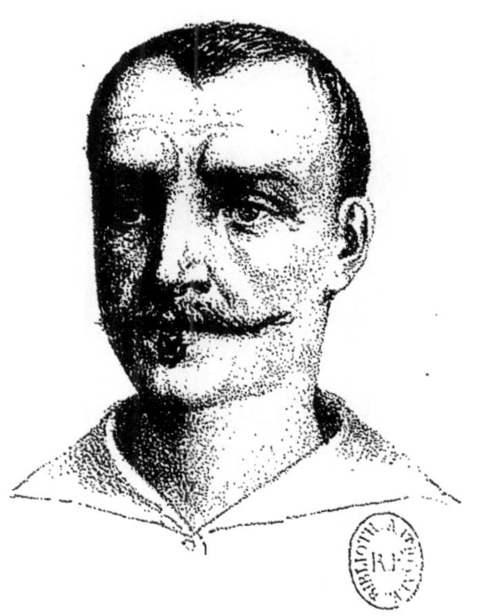

seaux, je pratiquai trois points de suture, et j'appli-
quai des compresses d'eau fraîche légèrement phéniquée sur la partie opérée. Je recommandai au
malade le silence, un repos absolu, quelques bouillons pris avec un biberon. Tout se passa très bien, à
peine de fièvre. Le lendemain de l'opération le malade demande de la nourriture ; je fais donner des
consommés et potages gras ; pas de signe d'inflammation. Le troisième jour, les lambeaux semblent adhé-
rents, surtout vers la partie moyenne et supérieure,
ce qui était essentiel au point de vue d'une réunion
exacte. Le quatrième jour, les épingles sont enlevées et laissent voir une adhésion immédiate et
parfaite. L'angle inférieur de la plaie était seul le
siège d'un petit suintement salivaire ; mais la présence de bourgeons charnus était l'indice d'une
cicatrisation prochaine. Je fis usage d'un bandage
unissant et contentif qui était renouvelé tous les
deux jours.

Au dix-septième jour, la cicatrisation était complète, et le vingt et unième jour, c'est à peine si les
signes de cicatrisation pouvaient être aperçus, tant
la réunion immédiate s'est faite avec succès.

DE LA BLÉPHAROPLASTIE.

La Blépharoplastie, de βλεφαρον, paupière, et πλασσειν, former, est l'art de former une paupière nouvelle avec la peau voisine de l'œil, quand la paupière naturelle a été détruite en tout ou en partie.

Graefe peut être considéré comme le premier chirurgien qui ait tenté une opération pour restaurer les paupières; il conçut le premier la possibilité de remplacer la portion manquante de la paupière inférieure en faisant un emprunt aux parties voisines. Il s'exprime ainsi :

« La paupière inférieure avait été détruite par la gangrène, survenue à la suite d'une blépharoplastie érysipélateuse et gangréneuse; le globe de l'œil, après la guérison de la maladie primitive, était menacé des plus grands dangers. N'ayant pas de précédents, j'entrepris, en hésitant, de réparer la partie manquante, aux dépens de la peau voisine de la région malaire, et le plus beau succès couronna mes efforts. » (Graefe, *Rhinoplastie*, 1818, p. 15.)

Bzondi, Fricke, Bust, Peters, Diffenbach, ont

contribué à répandre cette opération en Allemagne. En Espagne, M. le professeur Hysern lui a donné un grand éclat. En France, MM. Blandin, Velpeau, Caron-Duvillard, Jobert de Lamballe, Vidal, Denonvilliers, Alphonse Guérin, lui ont donné un caractère pratique incontestable.

C'est seulement en 1830 qu'on s'occupa, en France, de blépharoplastie.

En 1835, et les années suivantes, M. Jobert de Lamballe fit plusieurs opérations de blépharoplastie. Il emprunta le lambeau à la région malaire, et une fois à la région massétérienne, leur donna une forme ovalaire ou triangulaire en rapport avec la perte de substance ; puis il faisait un pédicule très étroit, qu'il était obligé de tordre pour ramener le lambeau sur la plaie. Cela fait, il le maintenait par quelques points de suture entrecoupés.

A la même époque, Blandin fit une blépharoplastie en prenant les lambeaux à la tempe. Il leur donna une forme quadrangulaire, pour éviter la gangrène de l'extrémité ; puis il les fixa avec des bandelettes agglutinatives et une douce compression.

Enfin, en 1837, Robert pratiqua cette opération pour un cas d'ectropion ; M. Velpeau en fait mention dans le *Dictionnaire de médecine*, et publie plusieurs observations dans les *Annales de chirurgie*, en 1843.

Tous les procédés opératoires à l'aide desquels on a restauré les paupières, dérivent des méthodes indienne et française.

Méthode indienne. — Le procédé de Fricke de Hambourg se rattache à la méthode indienne. Il peut servir à réparer les pertes de substances ou à prévenir la formation de nouvelles brides. La tempe est le lieu d'élection du lambeau pour la paupière supérieure, tandis que c'est la pommette qui sert pour la paupière inférieure. On dissèque le lambeau de manière à laisser le pédicule attaché dans le voisinage de la paupière, puis on lui fait éprouver un mouvement de torsion, en vertu duquel le bord supérieur devient inférieur et l'inférieur supérieur. Cela fait, à l'aide de points de suture, on maintient le lambeau en place.

La méthode indienne, avec ses variétés, qui ne diffèrent que par le degré de torsion du pédicule, est celle que l'on emploie le plus généralement.

Méthode française. — Cette méthode compte un grand nombre de procédés, qui peuvent être ramenés à deux genres :

Dans le premier, le lambeau tient à la paupière par son bord adhérent ou à sa base, et on le mobilise en le séparant des parties voisines par des incisions et la dissection.

Dans le second, le lambeau tient par sa racine aux parties voisines ; on le mobilise en le disséquant, puis on le porte à la rencontre de la paupière, à laquelle on le fixe par la suture.

Appréciation de l'opération. — Sans avoir des résultats qu'on pourrait désirer, on obtient presque toujours la rectitude de la paupière ; elle cesse de se renverser en dehors, mais elle ne s'applique pas toujours exactement sur le globe de l'œil. Les mouvements manquent souvent dans la nouvelle paupière ou sont fort incomplets. La peau n'a pas toujours la finesse, la couleur et la régularité de l'état normal. Le meilleur résultat, c'est la protection du globe oculaire qui n'est plus exposé aux inflammations rebelles et aux lésions qui peuvent entraîner la perte de la vision. Mais, à cause de son peu de mobilité, la nouvelle paupière ne peut pas étaler les larmes sur l'œil.

La blépharoplastie a cependant de sérieux avantages et elle ne mérite pas les sévères critiques que lui adresse M. Velpeau. « Il ne faudrait pas se « faire illusion sur les services que peut rendre la « blépharoplastie ; de quelque manière que l'on s'y « prenne, la paupière la mieux reconstruite manque « rarement de se déformer de nouveau. Tantôt le « lambeau d'emprunt se resserre tellement qu'il « revêt la forme d'une petite tumeur, d'une bosse- « lure plus ou moins inégale ; tantôt il finit par

« reproduire l'ectropion ou par tirer dans un sens
« ou dans l'autre la paupière restaurée, à la ma-
« nière d'une bride inodulaire. D'un autre côté, il
« y aurait de la folie à croire qu'un lambeau pure-
« ment tégumentaire remplacera jamais une pau-
« pière dont le muscle orbiculaire ou le cartilage
« torse ont été détruits. On conçoit aussi que les
« cils ne peuvent point être reproduits par ce genre
« d'opération. »

Du reste, le but principal, pour le chirurgien,
c'est de s'opposer à l'écoulement involontaire des
larmes sur la joue, de prévenir le contact doulou-
reux de la lumière et de la chaleur, qui sont autant
de causes d'ophthalmies chroniques, d'ulcérations
et de douleurs vives dans le globe de l'œil. Par
cette opération bien pratiquée, on obtient des effets
presque instantanés, la disparition de la conjoncti-
vité, des taches et des nuages de la cornée, du
larmoiement et de l'excès de la sensibilité de l'organe visuel. Ce n'est pas évidemment le moyen de
se faire un visage régulier et pourvu de la même
beauté qu'avant l'accident, mais bien la suppression
d'une difformité hideuse pour celui qui en est
affecté.

C'est une opération grave, sans doute, à cause
des décollements, des dénudations étendues qu'on
est obligé de pratiquer ; mais, si l'on met à part les
cas de mortifications du lambeau, les accidents
auxquels on est exposé sont les mêmes que ceux

qui peuvent survenir dans toutes les opérations.

On peut donc sans témérité entreprendre la blépharoplastie et quelquefois on ne peut compter que sur elle pour une guérison radicale.

OBSERVATION DE BLÉPHAROPLASTIE.

Le jeune Boucher (Achille), âgé de 13 ans, apprenti verrier, fut atteint d'une brûlure qui entraîna un ectropion de la paupière inférieure. Le renversement de la paupière était à peu près complet et la partie moyenne du bord libre fixée par une bride cicatricielle assez épaisse.

Je fis au niveau de la base de la cicatrice, à environ 1 centimètre 1/2 du bord libre de la paupière, deux incisions se réunissant en Λ (V renversé) et s'éloignant l'une de l'autre à mesure qu'elles s'approchaient de la joue; puis, de chaque extrémité du Λ (V renversé), je fis partir deux incisions : l'une au dehors, l'autre en dedans et parallèles au bord libre de la paupière. Je disséquai le lambeau avec la plus grande facilité, et la paupière reprit d'elle-même sa position normale; puis, je réunis les parties par deux points de suture.

Je ne fis pas l'occlusion des paupières; des compresses imbibées d'eau fraîche légèrement phéniquée furent maintenues sur la plaie pour combattre l'inflammation traumatique.

Il n'y eut pas de conséquences graves, et le travail de cicatrisation se termina par un résultat très satisfaisant. (Je regrette de ne pouvoir représenter la photographie de ce cas, l'enfant étant parti avec sa famille pour l'Algérie.)

Paris. — A. PARENT, imp. de la Fac. de médec., A. DAVY, successeur,
52, rue Madame et rue M.-le-Prince, 14.

www.ingramcontent.com/pod-product-compliance
Ingram Content Group UK Ltd.
Pitfield, Milton Keynes, MK11 3LW, UK
UKHW022300120726
13694UKWH00003B/1163